JN051384

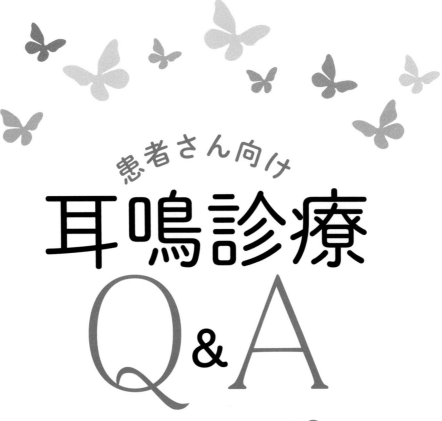

患者さん向け

耳鳴診療
Q&A

一般社団法人 日本聴覚医学会 編

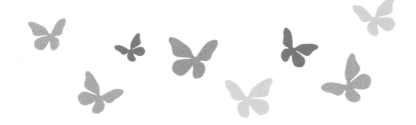

金原出版株式会社

序

　耳鳴りは、明らかな体外音源がないにもかかわらず感じる異常な音感覚です。耳鳴りの有病率は人口の 15〜20％と言われ、65 歳以上の高齢者では 30％以上が耳鳴りで苦痛を感じています。高齢化や社会環境変化によるストレスにより、耳鳴りに悩む患者はますます増えることが予想されていますが、重度の耳鳴りはうつや不安、不眠などの精神障害を伴いやすく、高齢者の認知機能に影響することも指摘されています。

　日本聴覚医学会は 1984 年に標準耳鳴検査法 1984 を作成しましたが、それ以降、耳鳴りの診療においてさまざまなエビデンスが出てきたため、ここ数年の間にアメリカ、ドイツ、オランダ、スウェーデンから耳鳴りの診療ガイドラインが発表されています。諸外国と本邦の医療の違い等から日本独自の耳鳴りの診療ガイドラインの作成が求められ、国立研究開発法人日本医療研究開発機構（AMED）障害者対策総合研究開発事業「耳鳴診療ガイドラインの開発研究」が行われました。この事業では、エビデンスが確立されていない診療上のテーマを抽出してシステマティックレビューを実施し、その成果は日本における実臨床に合わせた『耳鳴診療ガイドライン 2019 年版』として 2019 年に刊行されました。ただ、このガイドラインは耳鳴りの診療に関わる医師および医療関係者に向けたもので、一般の人には理解が難しい内容です。本書はこのガイドラインの内容を患者さん向けにわかりやすく書き直したものです。

　本書ではまず、聞こえと耳鳴りの仕組み、耳鳴りの診断、原因となる代表的な病気について解説し、その後に治療の総論、薬物治療、音響療法、補聴器・サウンドジェネレーター、心理療法などについて詳しく解説しています。また耳鳴りと併発しやすい病気、治りにくくする習慣、生活上の注意などについても触れています。耳鳴りに悩む方が多いこともあり、巷にはエビデンスのない情報や誤った情報、効果が無いか不確かな治療の宣伝が溢れています。この患者さん向け耳鳴診療 Q ＆ A が耳鳴りに悩む多くの患者さんの参考となり、福音となることを祈っています。

2021 年 4 月

一般社団法人　日本聴覚医学会

理事長　山岨　達也

目　次

第4章 耳鳴りの治療について

第5章 耳鳴りの薬物療法について

本書の使い方

　本書は耳鳴り＝耳鳴（医学的な呼び名です）に悩む患者さんに適切な診療を受けていただくために、またさまざまな疑問・質問や不安にこたえるために企画されました。基本的に医師向けに作られた日本聴覚医学会編『耳鳴診療ガイドライン2019年版』（以下：ガイドライン）に準じていますが、患者さんの疑問により幅広くこたえるため、ガイドラインにはない項目も設けられています。Q&A形式の全80項目が、14章構成でまとめられています。現時点の最新かつエビデンス（効果を示す科学的証拠）のある情報に基づいて、専門家が解説やアドバイスを行っています。

●構成について

　第1章から順次読み進めると「音が聞こえるしくみ」から始まり診療の流れや治療の全て、日常生活での対処など、耳鳴りを理解する上で必要な知識が系統的に学べるように構成されています。

　また、ご自身が疑問や興味を持っている質問内容を目次や索引から探して、直接その項目を読んでいただくと素早く回答が得られます。

●推奨度について

　ガイドラインには治療などの「推奨度」が設定されていますが、本書でも掲載しました。なお、ガイドラインにない項目には基本的に推奨度は設定されていません。推奨度は以下の基準で設定されています。少々難解ですが、項目中に記載があった場合にはこちらをご参照ください。

表1 エビデンスレベル分類

A.（強）：効果の推定値に強く確信がある
B.（中）：効果の推定値に中程度の確信がある
C.（弱）：効果の推定値に対する確信は限定的である
D.（とても弱い）：効果推定値がほとんど確信できない

表2 推奨、推奨の強さの記載

①推奨の強さ

　推奨の強さ「1」：強く推奨する

　推奨の強さ「2」：弱く推奨する（提案する）

　（推奨の強さ「なし」：明確な推奨ができない）

②推奨文の記載

　上記推奨の強さにエビデンスの強さ（A, B, C, D）を併記し、以下のように記載する。

1) 患者 P に対して治療 I を行うことを推奨する（1A）

　　＝（強い推奨、強い根拠に基づく）

2) 患者 P に対して治療 I を行うことを条件付きで推奨する（2C）

　　＝（弱い推奨、弱い根拠に基づく）

3) 患者 P に対して治療 I を行わないことを推奨する（2D）

　　＝（弱い推奨、とても弱い根拠に基づく）

4) 患者 P に対して治療 I を行わないことを強く推奨する（1B）

　　＝（強い推奨、中等度の根拠に基づく）

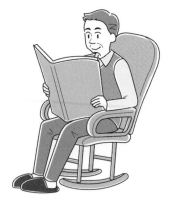

第 **1** 章

きこえの仕組みと
耳鳴りについて

Q どうして私たちの耳に音は聞こえるのですか？

A answer

（神経を伝わるパルス状の電気信号をスパイクと呼んでいます）耳で神経に伝わるスパイクパルス情報に変換された音情報が脳で知覚・認知されることで、「音が聞こえる」ことになります。

　音の波（音波）としての空気の振動が私たちの耳に到達すると、外耳道（耳の穴）の奥にある鼓膜が振動します。鼓膜の振動は、さらに奥の中耳腔にあるツチ骨－キヌタ骨－アブミ骨という3つの小さな骨（耳小骨）を介して、内耳に伝わります。内耳の中はリンパ液が満たされていて、内耳ではこのリンパ液を介して音の波が伝わっていきます。内耳に音の振動が伝わると、蝸牛の中央部に位置する基底板という膜状の構造物が振動しますが、この基底板の振動により基底板上にある有毛細胞という音を感知するために分化した細胞が刺激され、有毛細胞にシナプスを形成している聴神経に「スパイク」という「パルス」が発生します。この「スパイクパルス」が脳に伝達されることで、「音」が知覚、認知され「音が聞こえる」ことになります。

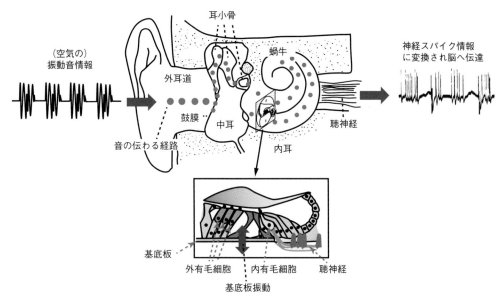

耳で音が感知されるしくみ

空気の振動情報として入ってきた音は、外耳→鼓膜→中耳（耳小骨）→内耳（蝸牛）と伝達され、内耳の有毛細胞の働きで聴神経のスパイクパルスに変換され中枢に伝達されます。

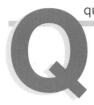

question

Q 耳はどのような 働きをしているのですか？

answer

A

音がもつさまざまな情報（音の高さ、強さなど）を、神経に伝わる電気的なスパイクパルス情報に変換する働きをしています。

　耳は音波の振動情報を、神経に伝わる電気的な「スパイクパルス」に変換する働きをしていますが、単に音に反応するというだけではなく、周波数分析装置のような働きをして、音の高さや強さといった音波情報の中に含まれるさまざまな情報を脳で利用可能な神経の「スパイクパルス」に符号化して脳に送り出す役割をしています。

　蝸牛では、螺旋階段のように回転した構造の入り口（基底部）から先端（蝸牛頂）に向かって、基底板上に感覚細胞が並んでいます。基底板が振動すると感覚細胞が興奮をして音が感知されるのですが、音が入ってくるとすべての感覚細胞が同

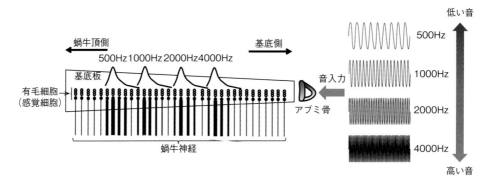
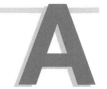

図 Q1-2　蝸牛による周波数情報の符号化（模式図）
蝸牛に 500 Hz，1000 Hz，2000 Hz，4000 Hz の音が入ってきた際に、蝸牛基底板上に観察される進行波とその結果生じる蝸牛神経の興奮を模式的に示しました（蝸牛基底板は螺旋状構造を延ばした状態で描いてある）。高い周波数ほど、基底部側、低い周波数ほど蝸牛頂側に振動のピークが形成されます（周波数場所情報）。蝸牛神経の興奮の程度（スパイク数の増加の程度）を模式的に神経の太さとして示しました。

じように興奮するわけではありません。音が入ってくると、基底側から頂部に向かって進行波という振動が形成されますが、高い音（高い周波数）ほど、基底部側、低い音（低い周波数）ほど蝸牛頂側に振動のピークが形成されます（周波数場所情報）。結果として、蝸牛から脳に向かう聴神経にもそれぞれの振動のピークに一致した神経スパイク発火パターンが形成され、それぞれの周波数情報を中枢に伝えることになります。また、進行波の振幅は入力音の音圧が上昇するにしたがい増大しますが、音圧レベルの上昇に伴い、基底側方向（高周波数側）優位に振動が広がります。この振動の増大や広がりによる神経の興奮の増大、拡大が、音の強さの情報を符号化する大きな手掛かりになっていると考えられています。このほか、神経の発火タイミング自体にも周波数情報が符号化されており、周波数の時間情報として大きな役割を果たしていることが知られています。

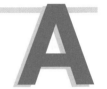

question

脳はきこえとどのように
関わっているのですか？

answer

A

> 耳で神経のスパイクパルスに変換された音情報が、脳に
> 蓄積されている情報データと照合されることで、音情報
> の知覚、認知が行われています。

　私たちは、耳で音を聞いているように感じていますが、耳では、音波が「スパイクパルス」に変換されるだけですので、それだけで「音」が知覚されるわけではありません。耳でスパイクパルスに変換された音の情報が脳に伝達され、脳に蓄積されている情報データと照合されることで、入ってきた音情報がどのような音情報であるのかが知覚、認知されることになります。例えば、耳に入ってきた音が鳥の声のさえずりであるとわかるのは、かつて鳥が鳴く姿や映像をみて、鳥の声を知っているからに他なりません。人の言葉が聞き取れるのも、また知った人の声であれば、誰が話しているのかまでわかるのも同じです。

　日常生活では私たちの周りにはさまざまな音があって、それらが同時に耳に入ってきます。入ってきた音が1つの音源から発せられたものであれば、脳での照合作業は比較的単純なものになりますが、例えば、雑音の中で人の声を聴く場合は、雑音も混じった信号の中から、人の声を聞き取るという少し複雑な照合をすることが必要になります。そのような場合、脳はさまざまな機能を総動員して正確な情報伝達が実現されるように働きます。すなわち、雑音に言葉の情報が隠れてしまっている部分がある場合でも、補完といって隠れた情報を自動的に類推して認知することもできますし、視覚情報など（口元の動きの情報）も活用して、言葉をより明瞭に聞き取ることもできます。また、複数の音源から発せられる音情報の処理では、聞きたい音に注意をして、不要な音には注意を向けない選択的注意のメカニズムも、聞きたい音情報を聞き取ることを大いに助けています。

　加齢とともに感覚細胞や神経も減少し、内耳で変換される情報が質的、量的に劣化してきますが、さらに進行して、高度難聴になり感覚細胞がほとんどなくなって

しまいますと、いくら音を大きくして耳から音を入れても、スパイクパルスが発生しないので、聞こえないことになります。この時、内耳に電極を挿入して、直接聴神経を電気刺激して聴覚を再現するのが人工内耳という医療になります。この人工内耳で言葉を聞く際には、最初はよく聞き取れないのですが、リハビリを行うことで、新しい人工内耳の信号と脳に蓄積されている情報データとの照合が進むと、言葉がよく聞き取れるようになってきます。これも脳の働きがいかに大きいかを物語るものといえます。

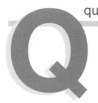

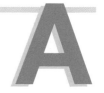

Q 耳鳴りとは
どのような病気ですか？

明らかな体外音源がないにもかかわらず感じる音感覚が
耳鳴り（耳鳴）です。

通常、体外の音源から耳に伝わった音波振動が、内耳の感覚細胞の働きによりスパイクパルスに変換され、そのスパイクパルスが脳に伝達されることで音が聞こえるのですが、明らかな体外音源がないにもかかわらず感じる音感覚が「耳鳴り（耳鳴）」です。耳鳴りは、その成因から①「他覚的耳鳴」、②「自覚的耳鳴」の大きく2つに分類されています。

①「他覚的耳鳴」

「他覚的耳鳴」は、体内に音源があり、その音源からの振動が蝸牛に伝達することにより、蝸牛の感覚細胞が興奮し、蝸牛神経からスパイクのパルス情報が発生することで音が聞こえるものです。耳に入れた管やマイクを通して第三者にも聞くことができるため、「他覚的耳鳴」と呼ばれています。耳あるいはその周囲の筋の律動的収縮でおこる「筋性耳鳴」、耳周囲の血流の渦流によって生じた拍動性のノイズが聞こえる「血管性耳鳴」が代表的なものです。

②「自覚的耳鳴」

患者さんだけが聞くことができる耳鳴です。「自覚的耳鳴」は外耳から聴覚中枢に至る聴覚路のあらゆる部位の障害で生じえますが、外耳や中耳に起因する耳鳴りは少なく、問題となることが多いのは、蝸牛や蝸牛神経などの感覚器障害、神経障害に関連した耳鳴りです。「自覚的耳鳴」では、聴覚路のどこかに何らかの理由で神経の興奮が引き起こされていることが推察されますが、まだ、耳鳴りの発生源を特定できる検査法は確立されておらず、症例ごとに耳鳴りの発生部位を可視化することは困難です。しかし、一般に、耳鳴りの多くは、難聴に伴って自覚されますの

で、特に慢性的な耳鳴りにおいては、難聴により耳から脳に伝わる信号が減ることが引き金となり脳の活動に変化が生じることが関係して、耳鳴りが発生していると考えられています。すなわち、蝸牛や蝸牛神経障害により脳に向かう求心性信号が減弱すると、中枢聴覚路の抑制系の活動が低下し、このため中枢聴覚路に過剰興奮が生じることが、耳鳴りの発生に関与しているという考え方です。

　ただ、難聴になるとすべての方が耳鳴りで悩まされるわけではありません。何らかの原因により耳鳴りを感じても、多くの場合、順応（状態に慣れること）が生じ、耳鳴りが気にならなくなるとされています。しかし、この過程で不安や焦燥、緊張などのネガティブな情動反応が生じると耳鳴を持続的に認知するようになり、さらにさまざまな自律神経反応も関与し、ネガティブな情動を伴った耳鳴りへの注意が持続するという悪循環が形成されると考えられています。

参考文献 --

1）小川郁：聴覚異常感の病態とその中枢性制御. 第114回日本耳鼻咽喉科学会総会宿題報告，2013.

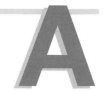

聴覚過敏とは
どのような病気ですか？

聴覚過敏は音に対し過剰なまでに敏感な状態で、通常で
あれば苦痛なく快適に聞くことができる音が、不快に煩
わしく聞こえている状態です。

　聴覚過敏は音に対して過剰なまでに敏感な状態と捉えることができますが、正確には、まだコンセンサスが得られた定義がないのが現状です。

　医学的用語では、聴覚過敏は「通常の環境音に対する嫌悪的または苦痛な反応を伴うような音に対する感度の亢進」、「敏感すぎる聴覚」、「異常に低い不快閾値（lowered uncomfortable level）」、「音耐性の低下・崩壊」などと定義されます。いずれも、通常であれば特に苦痛なく快適に聞くことができる音が、響いて聞こえたり、割れて二重に聴こえたり、あるいは不快に大きく煩わしく聞こえている状態です。「音恐怖症」も聴覚過敏とほぼ同義で用いられてきましたが、音に対する異常な恐怖感や音に対する嫌悪的反応と説明されてきました。

　聴覚過敏の原因は不明なのですが、耳鳴りと聴覚過敏は密接に関連していることが知られています。耳鳴りの20〜45％に聴覚過敏を、聴覚過敏の86％に耳鳴りを呈するという研究もあります。聴覚過敏でも、耳鳴り同様に脳内の活動変化（特に中枢聴覚系と大脳辺縁系や自律神経系）が、密接に関連していると考えられていて、最近では、聴覚過敏の発生背景を考慮し「音によって引き起こされた神経信号の異常な増幅のために聴覚路の中で起こっている音によって誘発された異常に亢進した神経活性」とも定義されています。

　このほか、特に強大音にさらされる経験、頭部外傷、ストレスのほか、ある種の薬剤（ベンゾジアゼピン）などと関連して発症する場合や、うつ病、広汎性発達障害などに合併して自覚される場合などが知られています。症状が強い場合には、各種の会合やコンサート、スポーツイベントへの参加、交通機関での移動のほか、日常生活では掃除機やドライヤーの使用などが制限される場合もあります。このよう

に、生活の質（QOL）が著しく制限されることが少なくないのですが、なかなか有
効な治療法がないのが現状です。

参考文献 ━━━━━━━━━━━━━━━━━━━━━━━━━━━━━━━━━━━

1）小川郁：聴覚異常感の病態とその中枢性制御. 第114回日本耳鼻咽喉科学会総会宿題報告, 2013.
2）西山崇経, 新田清一, 鈴木大介, 坂本耕二, 齋藤真, 野口勝, 大石直樹, 小川郁：聴覚過敏症状の自
覚的表現についての検討. Audiology Japan 62, 235-239, 2019.
3）大石直樹：【ビギナーのための耳鳴・聴覚過敏診療】定義と疫学　聴覚過敏. JOHNS 35, 9-10,
2019.
4）坂田俊文：聴覚過敏の診断と治療. 日本耳鼻咽喉科学会会報 120, 11184-1185, 2017.

question

Q 耳鳴りがする人、困っている人はどれくらいいますか？

answer

A

> 一般的な日常生活の中で慢性的な持続性耳鳴を感じている人は人口の 10~15%、臨床的に問題となる苦痛の強い耳鳴りは人口の 2~3%（日本全体では約 300 万人）であるとされています。

　耳鳴りは「明らかな体外音源がないにもかかわらず感じる異常な音感覚」と定義されていますが、主観的な症状であるため定義の仕方によってもその頻度は大きく

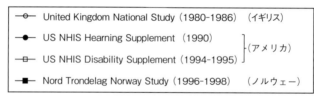

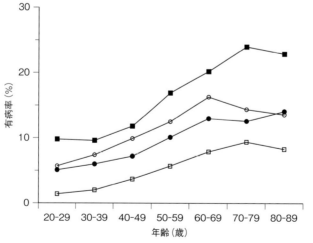

図 Q1-6 耳鳴りの年代別有病率
（イギリス、アメリカ、ノルウェーからの報告）
（文献 1 より改変引用）

変わります。例えば無響室など静かな環境では、耳鳴りのない正常聴力の成人で約80％が耳鳴り様の音を聴取することが知られていますが、このような特別な環境下ではなく、一般的な日常生活の中で慢性的な持続性の耳鳴りを有する割合は人口の10〜15％といわれています。また、耳鼻咽喉科を受診するような臨床的に問題となる苦痛の強い耳鳴りは、そのうちの約20％、すなわち人口の2〜3％（日本全体では約300万人）であるとされています。

　また、耳鳴りは難聴が引き金になって発症することが少なくないこともあり、一般に年齢とともに耳鳴りの有症率も増加する傾向にあることが知られています（図Q1-6）。

参考文献 ━━━━━━━━━━━━━━━━━━━━━━━━━━━━━━━━━━━━━━

1）小川郁：聴覚異常感の病態とその中枢性制御. 第114回日本耳鼻咽喉科学会総会宿題報告, 2013.

Q 耳鳴りになりやすい人は どんな人ですか？

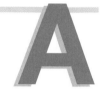
難聴のある人に耳鳴りが生じることが多い傾向がありますが、どのような人が耳鳴りになりやすいのかは、よくわかっていません。

　耳鳴りは難聴に伴って生じることが多い症状ですが、すべての難聴の方が耳鳴りに悩まされるわけではありません。しかし、どのような方に耳鳴りが生じやすいかはよくわかってはいません。また、耳鳴りを自覚した場合でも、必ずしもQOLの低下につながる随伴症状を併発し、治りにくくなったり（難治化）、重症化するわけではありません。難治化、重症化のメカニズムに関するエビデンス（効果を示す証拠）のレベルが高い研究はないのですが、例えば、抑うつは耳鳴り患者さんの48〜60％に合併していて、その重症度は耳鳴りの重症度に関連するとされています。抑うつと耳鳴りの関連には不明な点も少なくありませんが（抑うつだから耳鳴が重症になりやすいのか、耳鳴りが抑うつを引き起こしやすいのか、あるいは単なる偶然か？）、不安、うつ、ストレスなどの精神心理背景のある患者さんでは、精神症状が増強され、治りにくい傾向があるとされています。

　このほか、耳鳴りの難治化、重症化の要因としては、不眠症（耳鳴り発症時の睡眠障害）の有無、耳鳴りのラウドネス（大きさ）、難聴や音響過敏の合併、年齢（高齢発症）、治療に対する患者さんの（懐疑的）心理態度などの要因も指摘されていますが、いずれも限られた対象例でのエビデンスレベルの低い研究です。

参考文献 ━━━━━━━━━━━━━━━━━━━━

1）坂田俊文：身体疾患とうつ病　各種疾患・病態におけるうつ病・気分障害の合併の実情　耳鳴とうつ病 Depression Journal 4，60-61，2016．

2）安江穂，杉浦彩子，内田育恵，中島務：一般地域在住中高年齢者における耳鳴の頻度と睡眠状態・抑うつの関連について．Otology Japan 23，854-860，2013．

3）神崎晶【高齢者のみみ・はな・のど】高齢者の耳鳴とうつ．Geriatric Medicine 53，319-323，2015．

4）小川郁：聴覚異常感の病態とその中枢性制御．第114回日本耳鼻咽喉科学会総会宿題報告，2013．

第2章

耳鳴りの診断について

Q 耳鳴りで病院にかかるときはどのようなことを伝えればよいですか？

answer

> いつ耳鳴りが始まったか、耳鳴りの続き方（症状の続き方）・心臓の鼓動に一致するかどうかなど経過や性状、部位（右耳、左耳、頭全体など）、煩わしさの程度、強大音にさらされた経験の有無、睡眠への影響、家族に耳鳴りのある人がいるかどうかなどを伝えてください。(推奨度 1B)

　耳鳴りの原因となる病気は、中耳の病変（慢性中耳炎、耳硬化症、グロームス腫瘍、血管の走行異常など）、内耳の病変（加齢性、騒音性、薬剤性、突発性難聴など）、頭蓋内の病変（聴神経腫瘍、外傷性動静脈瘻、など）、全身性疾患（貧血、甲状腺機能亢進症、ビタミン B1 欠乏症、妊娠、など）など多岐にわたります。そのため診断の手がかりを得る目的で、まず、本人や家族の病歴、現在の耳鳴りの発症からこれまでの経過、持続性のものなのか、それとも鳴ったり止まったり変化するのか、発症時期に一致して強大音にさらされたり耳の聞こえに影響する可能性のある薬の服用の有無、職場の騒音の有無、さらに耳鳴りの性状は拍動性なのか非拍動性なのか、など詳しい聞き取りを行います。

　爆発音や破裂音など瞬間的な強大音にさらされた直後に生じた難聴、耳鳴りであれば音響外傷、常に騒音がある職場の勤務歴があれば騒音性難聴に伴う耳鳴りを疑って検査を進めることになります。また、耳の聞こえに影響する可能性のある薬は 100 種類以上知られており、これらの服用後に難聴、耳鳴りを生じた場合、薬剤性難聴に伴う耳鳴りを疑い検査を進めることになります。薬剤性難聴に伴う耳鳴りは、服薬中止により改善する可逆的なものと、改善しない不可逆的なものとがあります。

　耳鳴りの性状、とくに心臓の鼓動に一致する拍動性なのか、一致しない非拍動性なのかは原因疾患を診断するうえで大変重要な情報になります。拍動性耳鳴りは、持続性の非拍動性の耳鳴りに比べ頻度は少ないのですが、貧血や血管、筋肉に関係

する病気が疑われ、治療により耳鳴りの消失が期待できる疾患も多くあります。もし，あなたの耳鳴りが心臓の鼓動に一致した拍動性耳鳴りであるならば，問診で必ず伝えるようにしてください。

　耳鳴りでどのような苦痛を感じているのか、日常生活への支障の種類や程度について、例えば耳鳴りのために仕事や勉強に集中できない、不安を感じる、イライラする、夜静かになると気になって寝付かれない、など具体的に伝えてください。苦痛の種類や程度は後述（p. 22：Q2-4）する耳鳴りの重症度を評価する目安となり、治療法の選択につながります。

参考文献 ━━━━━━━━━━━━━━━━━━━━━━━━━━━━━━━━━━━━━━━

1) Tunkel DE, Bauer CA, Sun GH, et al. Clinical practice guideline：Tinnitus. Otolaryngol Head Neck Surg. 2014；151（2 Suppl）：S1-S40.
2) American Academy of Audiology Audiologic Guidelines for the Diagnosis and Management of Tinnitus Patients. Audiology Today 2001；13：2.
3) British Society of Audiology Tinnitus in Children. Practice Guidance., edited by Kentish R, et al. 2015；1-39.
4) Fuller TE, Haider HF, Kikidis D, et al. Differential teams, same conclusions? A systematic review of existing clinical guidelines for treatment of tinnitus in adults. Frontier Psychol 2017；8：206. doi：10.3389/fpsyg.2017.00206.

耳鳴りの診断に必要な診察には どのようなものがありますか？

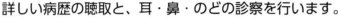

answer

A

詳しい病歴の聴取と、耳・鼻・のどの診察を行います。

（推奨度 1B）

　耳鳴りの発症時期、難聴、耳がつまった感じ、音が大きく響くなど耳鳴り以外の耳の症状、心臓の鼓動に一致した拍動性なのか一致しない非拍動性なのか、鳴っているのは右耳、左耳どちらの側なのか、鳴ったり止まったり間歇的なのか、それとも持続性のものなのか、さらに耳鳴りが悪化する要因はあるのか、きっかけとなった騒音にさらされた経験や薬の服用などはあったか、など、問診で詳細な病歴の聞き取りを行ってから、次に耳、鼻、のどの診察を行います。

　診察は耳だけでなく、鼻やのども観察して、記録します。肉眼よりも詳細に観察でき、静止画や動画など客観的な記録を電子カルテに保存できるため、診察には電子内視鏡や手術用顕微鏡を用いる病院、診療所が増えています。頸動脈の走行異常や血行に富む中耳のグロームス腫瘍が耳鳴りの原因の場合、拍動する頸動脈、腫瘍が鼓膜から透けて見えるため、本人に鼓膜の拍動する様子を見せて説明することが可能です。またミオクローヌスなど勝手に筋肉が動いてしまう症状が原因の場合には、該当する筋肉の勝手な動きで鼓膜が動く様子などを一緒に見てもらうこともできます。

　耳の診察は、外耳道や鼓膜に耳鳴りの原因となる病変が有るか無いかを診察します。中耳炎、耳管機能障害、鼓室型グロームス腫瘍など中耳疾患の有無を診察します。まれに、就寝中に耳のなかに入った虫などが鼓膜の表面を動き周り、耳鳴りの原因となっていることもあります。耳管開放症による耳鳴りの場合は、深呼吸と同時に鼓膜が突出したり凹んだりする動きを観察することができます。鼓室型グロームス腫瘍は血行に富む腫瘍で、鼓膜の内側に脈を打つ赤色の腫瘤として透けて見えます。

　非拍動性耳鳴りで発作性にカチカチという耳鳴りを訴える場合、のどの診察で口

蓋が勝手に動いているか否かを確認します。口蓋の筋肉が勝手に動くと、耳管経由で耳鳴りとして自覚され、オトスコープ（患側の耳から耳鳴りを聴くためのゴム管）を使うと他者にも聴こえることが多いです。

　拍動性耳鳴りを訴える場合は、頸部、頭部、耳の聴診を行います。拍動性耳鳴りの原因で比較的多い硬膜動静脈瘻では聴診器で鼓動に一致した拍動音が聴こえる場合が多いです。

参考文献 --

1）Tunkel DE, Bauer CA, Sun GH, et al. Clinical practice guideline：Tinnitus. Otolaryngol Head Neck Surg. 2014；151（2 Suppl）：S1-S40.
2）Fuller TE, Haider HF, Kikidis D, et al. Differential teams, same conclusions? A systematic review of existing clinical guidelines for treatment of tinnitus in adults. Frontier Psychol 2017；8：206. doi：10.3389/fpsyg.2017.00206.
3）Langguth B, Goodey R, Azevedo A, et al. Consensus for tinnitus patient assessment and treatment outcome measurement：Tinnitus Research Initiative meeting, Regensburg, July 2006. Prog Brain Res. 2007；166：525-36.

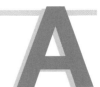

耳鳴りの診断に必要な検査はどのようなもので、どのようなことがわかりますか？

answer

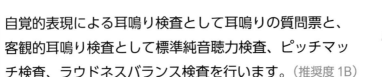

自覚的表現による耳鳴り検査として耳鳴りの質問票と、客観的耳鳴り検査として標準純音聴力検査、ピッチマッチ検査、ラウドネスバランス検査を行います。(推奨度 1B)

　耳鳴りを訴える患者さんの大多数は心臓の鼓動に一致しない非拍動性の慢性持続性耳鳴りで、他者には聞くことができず、本人にしか聞こえない耳鳴りです。今のところ、このような自覚的な耳鳴りを計測、記録する方法は残念ながらありません。そのため、多数の慢性持続性耳鳴りの患者さんを対象として、妥当性と信頼性が検証された耳鳴りの質問票が評価に用いられています。さまざまな質問票が用いられますが、日本を含む世界中で最も多く利用されている質問票が耳鳴苦痛度質問票（Tinnitus Handicap Inventory：THI）です。この質問票は、25 項目の質問からなり，各項目のスコアの合計（0〜100 点）で重症度の評価を行います。他に耳鳴りの評価尺度として，視覚的アナログ尺度（Visual Analogue Scale：VAS）や数値的評価尺度（Numeric Rating Scale：NRS）がよく用いられています。

　標準純音聴力検査は難聴の訴えに対してだけでなく、耳鳴りや耳閉塞感（耳がつまった感じ）、聴覚過敏（音が大きく響く）、などの耳症状を訴える患者さんには必ず行われる検査です。125 Hz の低い音から 8,000 Hz の高い音まで、7 種類の高さの異なる音のきこえを調べます。耳鳴りを訴える患者さんの多くが何らかの難聴を伴っており、どのような聴力型でどの程度の難聴なのかを調べます。

　耳鳴検査は、耳鳴検査装置から出力される検査音をヘッドホンで聞いてもらい、最も耳鳴りに近い検査音の音の高低と強さを調べる検査です。音の高低を調べる検査はピッチ・マッチ検査、音の強さを調べる検査はラウドネス・バランス検査と呼ばれています。さらに、ピッチ・マッチ検査で得られた耳鳴りの周波数の帯域雑音（バンドノイズ）で、耳鳴りが遮蔽される（聞こえなくなる）最小の値を調べる遮蔽検査を行います。

　なお、画像診断は非拍動性の慢性持続性耳鳴りの診断には、通常行いません。し
かし、拍動性耳鳴りや両側の聴力に左右差（非対称）がみられる耳鳴り、または片
側性難聴に伴う耳鳴りなどに限定しては、CT、MRI などの画像診断を行い、血管
性病変や腫瘍性病変の有無を調べます。

参考文献 ━━━━━━━━━━━━━━━━━━━━━━━━━━━

1）Tunkel DE, Bauer CA, Sun GH, et al. Clinical practice guideline：Tinnitus. Otolaryngol Head Neck Surg. 2014；151（2 Suppl）：S1-S40.
2）Fuller TE, Haider HF, Kikidis D, et al. Differential teams, same conclusions? A systematic review of existing clinical guidelines for treatment of tinnitus in adults. Frontier Psychol 2017；8：206. doi：10.3389/fpsyg.2017.00206.
3）大政遥香，神崎　晶，高橋真理子，他：Tinnitus Handicap Inventory 耳鳴苦痛度質問票改訂版の信頼性と妥当性に関する検討. Audiology Japan 62(6)：607-614，2019.
4）Ogawa K, Sato H, Takahashi M, et al：Clinical practice guidelines for diagnosis and treatment of chronic tinnitus in Japan. Auris Nasus Larynx. 2020 Feb；47(1)：1-6. doi：10.1016/j.anl.2019.09.007. Epub 2019 Oct 9.PMID：31606294.

Q 耳鳴りの重症度の評価方法には どのような検査がありますか？

answer

A

重症度の評価には耳鳴苦痛度質問票（Tinnitus Handi-cap Inventory：THI）などの耳鳴り質問票、視覚的アナログ尺度（Visual Analogue Scale：VAS）や数値的評価尺度（Numeric Rating Scale：NRS）などの評価尺度が用いられます。（推奨度 1B）

　耳鳴りの重症度分類には、国内のみならず海外においても最も頻用されている耳鳴苦痛度質問票（Tinnitus Handicap Inventory：THI）（p. 164 参照）があります。質問 1 を例に挙げると「耳鳴りのせいで集中するのが難しい」に対して、「よくある」を 4 点、「たまにある」を 2 点、「ない」を 0 点として該当する回答を選ぶものです。25 の質問があり、全て「よくある」の 4 点だと計 100 点となり、78 点以上は最重症と判定されます。質問の数を 25 問から 12 問に減らした短縮版（THI-12）も日本語版が作られていて使われています。THI は 20 点以上の低下があれば改善と判定されますが、本来は経時的な変化の評価を目的とした質問票ではありません。

　最初から重症度と経時的な変化の両者を評価する目的で作成された Tinnitus Functional Index（TFI）はまだ新しいため THI ほど普及はしていませんが、日本語版が作成されていて使われ始めています。TFI も THI と同様に 25 の質問から構成されていますが、回答は 0〜10 までの 11 の整数から選択する形式になっている点が大きく異なります。

　耳鳴りの評価尺度として、視覚的アナログ尺度（Visual Analogue Scale：VAS）が最も多く用いられてきました。VAS は 100 mm の直線を引き、その左「0」を「耳鳴り無し」、右「100」を「想像できる最大の耳鳴り」として、現在の耳鳴りの状態が 100 mm の直線上のどの位置にあるかを答えるものです。VAS は「耳鳴り」だけでなく「痛み」や「かゆみ」などの評価尺度としても使われている評価法です。数値的評価尺度（Numeric Rating Scale：NRS）としては、耳鳴りの程度につ

いての自己評価（Tinnitus Rating Scale：TRS）と、耳鳴りのひどさについての自己評価（Tinnitus Severity Scale：TSS）が用いられています。TRS、TSS ともに「0」を「耳鳴り無し」、「10」は「極めて大きかった」、「極めてひどかった」として 0～10 までの 11 の整数から選択するものです。

参考文献

1）Tunkel DE, Bauer CA, Sun GH, et al. Clinical practice guideline：Tinnitus. Otolaryngol Head Neck Surg. 2014；151（2 Suppl）：S1-S40.

2）American Academy of Audiology Audiologic Guidelines for the Diagnosis and Management of Tinnitus Patients. Audiology Today 2001；13：2.

3）British Society of Audiology Tinnitus in Children. Practice Guidance., edited by Kentish R, et al. 2015；1-39.

4）Fuller TE, Haider HF, Kikidis D, et al. Differential teams, same conclusions? A systematic review of existing clinical guidelines for treatment of tinnitus in adults. Frontier Psychol 2017；8：206. doi：10.3389/fpsyg.2017.00206.

5）大政遥香，神崎　晶，高橋真理子，他：Tinnitus Handicap Inventory 耳鳴苦痛度質問票改訂版の信頼性と妥当性に関する検討．Audiology Japan 62(6)：607-614，2019.

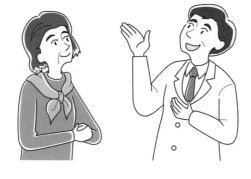

第3章

耳鳴りの原因となる
代表的な病気について

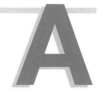

感音難聴とは
どんな病気ですか？

answer

音を感じる機能が低下することにより生じる難聴で、軽度の難聴であっても聞き間違いが生じやすくなる傾向があります。

　聴覚系の障害により、音の聞き取りが悪くなることを難聴と呼びます。難聴は、障害の原因、部位によって「伝音難聴」と「感音難聴」の大きく2つに分けられています。

　伝音難聴は、音が振動として伝わる外耳や中耳の障害により内耳に音が伝わりにくくなることにより生じる難聴です。

　一方、感音難聴は音を感じる機能が低下することにより生じる難聴で、音受容がなされる内耳または内耳から聴覚中枢に至る部位に生じた病変により生じます。さらに、感音難聴は、障害部位が内耳の蝸牛に限局している「内耳性難聴」と、障害の部位が蝸牛神経から皮質聴覚野を含む区間の聴覚伝導路にある「後迷路性難聴」に分けられます。代表的な内耳性難聴としては、後述される突発性難聴、騒音性難聴や音響外傷などの音響性聴覚障害、メニエール病、薬剤性難聴が、後迷路性難聴としては聴神経腫瘍による難聴などがあります。

　一般に、多くの伝音難聴は薬剤治療や処置、手術治療で聴力を回復させることができます。また、伝音難聴では、音の振動エネルギーの内耳への伝達が外耳、中耳の病気によって障害されることが難聴の原因になりますので、音エネルギーの伝達の不足分を補聴器などで補えば、基本的には言葉は明瞭に聞こえることになります。

　それに対し、感音難聴では内耳や神経の障害のためにスパイクパルスに変換された音情報の質も障害されますので（障害部位により、その程度に多少の違いは生じますが）、小さな音が聞こえないだけでなく、言葉の明瞭度が少なからず影響を受けることになり、軽度の難聴であっても、聞き間違いが生じやすくなります（特に

雑音下）。また、治療法や予後（回復の見通し）についても、突発性難聴、急性音響性聴覚障害など、急に生じた難聴は早期治療により回復する可能性がありますが、発症後時間が経過した陳旧例や、加齢による難聴、騒音性難聴など慢性的に進行した感音難聴では、いまだに聴力を回復させる有効な治療法がないのが現状です。合併症状として耳鳴りを併発することもしばしばです。聴覚障害による聴覚コミュニケーションの改善や耳鳴り症状の軽減のためには、残存聴覚能の程度に応じて、補聴器や人工内耳などの聴覚を補う装置を適切に使用することが大切になります。

参考文献 ━━━━━━━━━━━━━━━━━━━━━━━━━━━━━

1）CLIENT21 6. 聴覚．（神崎　仁　編），中山書店，2000.
2）野村恭也　他：難聴を治す 2020 年版　JOHNS 36, 5-104, 2020.

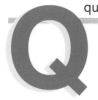

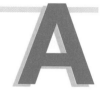

加齢性難聴とは
どんな病気ですか？

**加齢性難聴は、聴覚系の加齢変化に伴い生ずる、徐々に
進行する感音難聴です。**

　加齢性難聴は、加齢に伴い徐々に進行する感音難聴です。加齢性の変化は、外耳、中耳、内耳の末梢聴覚器のみならず、聴神経から脳にいたる聴覚系のすべてで生じることが知られており、しばしば、聴力レベルに比して語音聴取能の低下（特に雑音下における）があります。また、一般に低周波数領域の聴力は比較的長く保たれますが、高周波数領域から左右対称性に難聴が進行します。そのため、その初期には、静かなところではあまり不自由を感じなくても、少しざわざわしたところでは、特に子音の聞き間違い［例えば、七時（しちじ）と一時（いちじ）の聞き間違いなど］をすることが少なくありません。

　聴器の加齢変化は 30 歳代より始まるといわれていますが、その程度はさまざまで個人差が大きいこともよく知られています。個人差に影響を与える要因としては、遺伝的な要因の他、人種、騒音にさらされた経験、高血圧、糖尿病、循環器疾患、動脈硬化症などの生活習慣病、耳に影響する薬剤の使用歴、喫煙歴、飲酒歴などが指摘されています。

　一方、高齢者と難聴という問題では、近年、難聴と認知症との関連や、難聴によるコミュニケーション障害と関連した"うつ"との関係が注目されています。2017年に難聴と認知症に関する興味深い研究発表がなされ、「難聴」は「高血圧」「糖尿病」「肥満」「運動不足」、「喫煙」、「低い教育水準」、「社会的孤立」「うつ」とともに、認知症の危険因子の一つであること、また、予防できる要因の中で、難聴（特に中年期の難聴）は認知症の最も大きなリスク因子であることが指摘されています[3]。その発表の根拠となった論文によれば、聴力レベルが不良なほど認知症発生リスクが有意に高まることや、難聴があると、聴覚野のみならず脳全体も委縮傾向があること、そして、それらが認知症の発症に大きく影響するとされています。ま

た、難聴や難聴の併発症状として発症する耳鳴りは、認知症発症のリスクになっている「うつ」や「社会的孤立」にも大きくかかわり、認知症の発症に影響を与えるとされています。すなわち、難聴のためにコミュニケーションがうまくいかなくなると、人と関わることを避けるようになり、その結果、次第に抑うつ的になったり、また、社会から孤立してしまうことになります（実際、難聴による、ハンディキャップが大きい人はうつ発症のリスクが高まることも報告されています）。このような背景の中で、高齢化社会における補聴器や人工内耳などを用いた適切な難聴、耳鳴りの治療の重要性が再認識されています。

参考文献 ━━━━━━━━━━━━━━━━━━━━━━━━━━━━━━━━━━━━━━━

1）日本耳鼻咽喉科学会 HP：Hear well, enjoy life. http://www.jibika.or.jp/owned/hwel/
2）Yamasoba T, Lin FR, Someya S, Kashio A, Sakamoto T, Kondo K. Current concepts in age-related hearing loss：epidemiology and mechanistic pathways. Hear Res 303：30-38, 2013.
3）Livingston G et al. Dementia prevention, intervention, and care. Lancet 390, 2673-2734, 2017.
4）Saito H, Nishiwaki Y, Michikawa T, Kikuchi Y, Mizutari K, Takebayashi T, Ogawa K. Hearing handicap predicts the development of depressive symptoms after 3 years in older community-dwelling Japanese. J Am Geriatr Soc 58：93-97, 2010.

突発性難聴とは
どんな病気ですか？

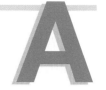
突発性難聴とは、突然音が聞こえなくなったり、聞こえ
にくくなったりする病気です。

　突発性難聴は、突然音が聞こえなくなったり、聞こえにくくなったりする病気であり、片側の高度感音難聴の原因としては最も多く認められます。人口10万人あたり60人程度が発症し[1]、93.2%の人が耳鳴りを合併します[2]。

　突発性難聴の明らかな原因は特定されていませんが、血流障害やウイルス感染、自己免疫などが原因になっているのではないかと考えられています。主な症状である突然の難聴というのは、そのとき何をしていたかをはっきりいうことができるような場合であり、「突然発症」、「高度感音難聴」、「原因不明」の場合に診断されます[3]。突然発症したことを確認するためには、発症した時期やその時の状況を把握することが重要になります。大きな音を聞いたり鼻をかんだりした後に起こっていれば、突発性難聴とは違う病気を疑うこともあります。似たような症状を引き起こす病気はいくつもあるため、頭部MRIで評価をして脳腫瘍などの病気が原因となっていないか調べることも大切です。

　受診のタイミングに関しては、発症7日以内に治療を開始すると、その後の聴力成績がよいとされています[4]。特に、めまいの合併、高齢者、脂質異常症や心疾患の既往歴などがある場合には、その後の治療成績が悪くなることがあるため、早めに病院を受診して治療を開始することが大切です。

　突発性難聴に対して確立された治療方法はありませんが、通常はステロイド剤が使用され、同時に血流を改善する薬や、ビタミン製剤を用いることが一般的です。ステロイド剤を使用する場合には副作用として、結核などの感染症、糖尿病、高血圧、消化性潰瘍、うつ病といった元の疾患が悪化する可能性があるので医師に伝えておきましょう。ステロイド剤の全身投与ができない場合には、鼓膜の奥の空間に直接ステロイド剤を投与することもあります。耳鳴りは問診表を用いて評価を行う

ことが多く[5]、聴力が改善していくと、同時に耳がつまった感じ、耳鳴りも改善していきます[6]。しかし、さまざまな治療を行った場合でも、約1/3の人は難聴が治癒しますが、1/3の人は部分的に回復し、1/3の人は変わりません[4,7,8]。

　治療を行ったにもかかわらず聴力の改善が不十分である場合には、片耳が聞こえなくなり生活に困難を感じることがあります。その場合には患者さんの希望に応じて、補聴器を装用することもあります。

参考文献 ━━━━━━━━━━━━━━━━━━━━━━━━━━━━━━

1) Nakashima T, Sato H, Gyo K, Hato N, Yoshida T, Shimono M, et al. Idiopathic sudden sensorineural hearing loss in Japan. Acta Otolaryngol. 2014；134(11)：1158-63.
2) 立木孝. EBMからみた突発性難聴の臨床：金原出版；2005.
3) 日本聴覚医学会. 急性感音難聴診療の手引き 2018年版，金原出版.
4) Kitoh R, Nishio SY, Ogawa K, Kanzaki S, Hato N, Sone M, et al. Nationwide epidemiological survey of idiopathic sudden sensorineural hearing loss in Japan. Acta Otolaryngol. 2017；137(sup565)：S8-s16.
5) 吉田忠雄，曾根三千彦. 【ビギナーのための耳鳴・聴覚過敏診療】疾患と耳鳴・聴覚過敏　突発性難聴. JOHNS. 2019；35(1)：41-3.
6) 金丸眞一，福島英行，中村一，田村芳寛，田村哲也，河田桂. 突発性難聴と耳閉塞感. 耳鼻咽喉科臨床. 1999；92(6)：595-600.
7) Okada M, Hato N, Nishio SY, Kitoh R, Ogawa K, Kanzaki S, et al. The effect of initial treatment on hearing prognosis in idiopathic sudden sensorineural hearing loss：a nationwide survey in Japan. Acta Otolaryngol. 2017；137(sup565)：S30-s3.
8) Mattox DE, Simmons FB. Natural history of sudden sensorineural hearing loss. Ann Otol Rhinol Laryngol. 1977；86(4 Pt 1)：463-80.

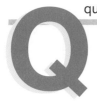

question

音響外傷とは
どんな病気ですか？

answer

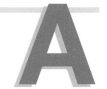

大きな音によって急に聞こえが悪くなる病気です。耳鳴りを合併することが多くみられます。原因となる大きな音を聞いた後、急に難聴と耳鳴りが生じます。

　耳は音刺激をとらえる感覚器ですが、大きすぎる音は耳にとって有害です。音響外傷は大きな音による急性の感音難聴（音を感じる力が低下するタイプの難聴）で、主に内耳にある音を感じる細胞（有毛細胞）が障害されて聞こえにくくなり、同時に耳鳴りも起こります[1,2]。

　原因となる音の大きさと時間の長さはさまざまで、銃の発射音や爆発のように極めて大きな音で瞬間的に難聴になることもあれば、コンサートなどで数分から数時間にわたって大きな音にさらされた後に発症することもあります。

　診断は比較的容易で、大きな音を聞いた直後に生じた難聴、耳鳴りなので、本人が原因に気付いていることが少なくありません。診断のために、大きな音を聞いた出来事と耳の症状が出現した時間経過について詳しく聞かせていただきます。耳の診察や聴力検査で聞こえの状態を確認し、必要に応じて画像診断検査などを行うこともあります。

　治療は、急性に生じた難聴に対して、「突発性難聴」という病気に準じて薬を使用します。聴力が回復するかは治療前に予測することは難しく、原因となる音が極めて大きいと回復の可能性が低くなります[3]。できるだけ早く耳鼻咽喉科で診察してもらうことが大切です。

　耳鳴りは音響外傷で生じた難聴に伴ってみられるものですので、まず難聴の治療に最善を尽くします。難聴の治療終了後も耳鳴りが残ることがありますが、残存する耳鳴りの苦痛の度合いが強い時には、他の耳鳴りと同様の治療戦略で対応することとなります。

　大きな音を聞く可能性が考えられるときはあらかじめ耳栓などを用いて、大きな

音から耳を保護する対策が大切です。

参考文献 ━━━━━━━━━━━━━━━━━━━━━━━━━━━━━━━━

1）Langguth B, Biesinger E, Del Bo L, et al. Algorithm for the diagnostic and therapeutic management of tinnitus. Møller AR, et al（des.）. Textbook of Tinnitus, Springer 2011：381-5.
2）神崎晶．耳鳴検査．特集・聴覚に関する検査の読み方―ここがポイント― ENTONI. 2014：169：66-71.
3）Wada T, Sano H, Nishio SY, et al. Differences between acoustic trauma and other types of acute noise-induced hearing loss in terms of treatment and hearing prognosis. Acta Otolaryngol 2017：137（Suppl 565）：S48-52.

Q 急性低音障害型感音難聴とは どんな病気ですか？

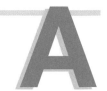

急性低音障害型感音難聴とは、急にあるいは突然耳がつまった感じや耳鳴り、難聴が生じ、低い音に限定して感音難聴が起こる病気です。

　急性低音障害型感音難聴は、急にあるいは突然耳がつまった感じや耳鳴り、難聴が生じ、低い音に限定して感音難聴が起こる病気です。風邪やストレス、疲労がきっかけとなります[1]。診断基準は、「低音域 3 周波数（0.125 kHz、0.25 kHz、0.5 kHz）の聴力レベルの合計が 70 dB 以上」であり、「高音域 3 周波数（2 kHz、4 kHz、8 kHz）の聴力レベルの合計が 60 dB 以下」とされています（**図 Q3-5**）。発症頻度は人口 10 万人あたり 40〜60 人であり[2]、30 歳代での発症が最も多く、女性は男性のおおよそ 2〜3 倍発症しやすいとされています[3]。自覚症状としては、70％の人が耳鳴りを訴えており、耳がつまった感じや耳鳴りは、難聴よりも頻度が高いです[1]。また、めまいを伴わないことは特徴的です。難聴は片耳だけの場合が多いですが、両耳に起こることもあり[4]、耳鳴りや難聴を繰り返すこともあります。

　難聴の原因はまだはっきり分かっていませんが、最近の研究ではメニエール病と同じように、「内リンパ水腫」といって内耳にある内リンパという液体が増えてしまい、水ぶくれのような状態になっていることが原因の一つであると考えられています。そのため、急性低音障害型感音難聴を発症した人の中には、メニエール病に移行していく場合があり

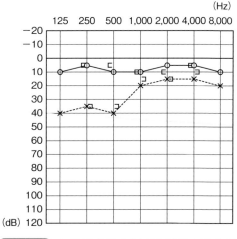

図 Q3-5 急性低音障害型感音難聴の聴力例

ます。耳がつまった感じや難聴を繰り返したり、めまいを感じたりする場合にはメニエール病を発症している可能性があります。

　治療方法としては、メニエール病や突発性難聴と同じような治療を行うことが一般的であり、ステロイド剤や利尿剤、ビタミン製剤などを用います。

　急性低音障害型難聴の特徴としては、①短期的には症状が改善することが多い[1,2,5,6]、②長期的には繰り返したり再発したりすることが多い[2,5]、③発症から長期間経っていても回復することがある、④自然に治ることもある[7,8]、といったようにさまざまです。そのため、症状に応じて薬を投与する期間を決めていきます。一般的に急性期に薬の治療で聴力がよくなる場合には、その後の症状もよくなるとされています。疫学調査の結果では，約8割の方が治癒もしくは改善していました[2]。効果が乏しい場合もあるため、その後は発作的に症状を反復したり、進行性に難聴が悪化したりすることがないか経過観察していく必要があります。

参考文献

1）佐藤宏昭，村井和夫，岡本牧人，星野知之. 急性低音障害型感音難聴の平成12年全国疫学調査結果. Audiology Japan. 2002；45（2）：161-6.

2）川島慶之，佐藤宏昭，岡本牧人，中島務，井原一成，喜多村健. 神奈川県と岩手県における急性低音障害型感音難聴の疫学調査（厚生労働省急性高度難聴に関する調査研究）. Audiology Japan. 2006；49（4）：373-80.

3）Yoshida T, Sone M, Kitoh R, Nishio SY, Ogawa K, Kanzaki S, et al. Idiopathic sudden sensorineural hearing loss and acute low-tone sensorineural hearing loss：a comparison of the results of a nationwide epidemiological survey in Japan. Acta Otolaryngol. 2017；137（sup565）：S38-s43.

4）Sato H, Kuwashima S, Nishio SY, Kitoh R, Fukuda S, Hara A, et al. Epidemiological survey of acute low-tone sensorineural hearing loss. Acta Otolaryngol. 2017；137（sup565）：S34-s7.

5）Yamasoba T, Kikuchi S, Sugasawa M, Yagi M, Harada T. Acute low-tone sensorineural hearing loss without vertigo. Arch Otolaryngol Head Neck Surg. 1994；120（5）：532-5.

6）朝隈真一郎. 急性低音障害型感音難聴　10年間, 241例の検討. 日本耳鼻咽喉科学会会報. 1999；102（3）：299-304.

7）田中映子，佐々木修，坂口正範，他. 急性低音障害型感音難聴の臨床的統計. 耳鼻咽喉科臨床 補冊. 1990（補冊38）：128-34.

8）佐野肇，設楽哲也，岡本牧人，他. 低音障害型感音難聴の臨床経過からみた病因の検討. Audiology Japan. 1994；37（2）：105-11.

頭部外傷にどうして耳鳴りは生じるのですか？

answer

A

中耳にある耳小骨がずれたり、内耳にある外有毛細胞が傷ついたりすることにより、難聴に伴って耳鳴りが生じることがあります。また外傷を受けた時のストレスなどの心理的要因が耳鳴りを悪化させることもあります。

「外傷後性耳鳴」は騒音による外傷、耳部、頭部、頸部への外傷、そして精神的な外傷の後に始まった、もしくは増悪した耳鳴りのことであり、受傷後3カ月以内であれば関連があると考えられています[1]。

「外傷性耳鳴」は「拍動性耳鳴」と「非拍動性耳鳴」に分類されます[1]。「拍動性耳鳴」は心臓の鼓動に合わせたようなドクドクとした耳鳴りであり、首にある動脈など血管がつまったり、狭くなったりしている可能性があります。また「非拍動性耳鳴」は心臓の鼓動とは関係なく起こるキーンやジーといった耳鳴りであり、交通事故、暴力行為、大きな音を聞いた後などに鼓膜が破れたり、鼓膜の奥にある耳小骨といって音を伝えるための骨がずれたりすることで難聴を生じます。耳小骨のさらに奥に存在する蝸牛まで障害がおよぶと、音をとらえる外有毛細胞が傷つくことで、耳鳴り、めまい、さらなる難聴を生じます。そのため頭部外傷を受けた場合には、外傷を受けた時の状況、鼓膜の状態、聴力検査、CTなどの画像検査で診断を行う必要があります。耳小骨のずれによる難聴など、原因によっては手術により症状を改善することができます。また、頭部外傷直後から生じる耳鳴り、難聴が一時的な症状であり自然に改善することもありますが、治療を行っても症状が改善しないことも多くあります。

交通事故や暴力行為などによる場合、耳鳴りを悪化させる原因として被害者心理が関係してくることがあります[1]。外傷を受けた心理的ショックとしてPTSD（外傷後ストレス障害）を合併することがあります。PTSDとは、生死にかかわるような実際の危険にあったり、死傷の現場を目撃したりするなどの体験によって強い恐

怖を感じ、それが記憶に残ってこころの傷となり、何度も思い出されて当時と同じような恐怖を感じ続けるという状態です[2]。こういった恐怖や不安がストレスとなり、脳に影響して耳鳴りを悪化させていると考えられます[3]。症状が長引いたり不安が強かったりする場合には、耳鼻咽喉科だけでなく精神科や心療内科にも相談いただき、時間をかけてコントロールしていくことが大切です。

参考文献 ==

1) 神崎晶. 【聴覚異常感をどう診る・どう治す】聴覚異常感と中枢性疾患. ENTONI. 2016(188)：24-7.
2) 厚生労働省. みんなのメンタルヘルス総合サイト.
3) 佐藤宏昭. 知っておきたい難聴・耳鳴：原因・診断・治療・予防・補聴器選びまで：日本医事新報社；2018.

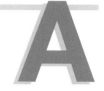

薬剤性難聴とは
どんな病気ですか？

治療のために使われた薬剤により生じた難聴を薬剤性難聴といいます。

治療のために使われた薬剤により生じた難聴を薬剤性難聴といいます。薬剤性難聴を引き起こす可能性のある代表的な薬剤としては、下記のものが知られています。

①抗菌薬

　アミノグリコシド系抗菌薬

　（ストレプトマイシン、カナマイシン、ゲンタマイシンなど）

　ペプチド系抗生物質（バンコマイシン、コリスチンなど）

　マクロライド系抗生物質

②抗腫瘍製剤（シスプラチン、カルボプラチン、ネダプラチン、パクリタキセルなど）

③ループ利尿薬（フロセミド、エタクリン酸など）

④サリチル酸製剤（アスピリン）

⑤抗マラリア薬（キニーネ）

⑥消毒薬［ヒビテングルコネート液、イソジン液など（局所投与）］

　薬剤性難聴のほとんどは内耳障害によるもので、耳鳴りや耳閉感（耳がつまった感じ）を初発症状とすることが多いとされています。ループ利尿剤やサリチル酸製剤による難聴は可逆性で、薬剤の使用中止により通常難聴は回復しますが、アミノグリコシド系抗菌薬や抗腫瘍製剤では、いったん難聴が生じると不可逆的な難聴をきたす場合も少なくありません（一般的に全身投与では両側対称性に高音域から始まり中音域、さらに低音域へと進行します）。特に、腎障害がある場合や耳や腎臓に悪影響のある薬剤を併用した場合（ループ利尿薬とアミノグリコシド系抗菌薬な

ど）は、耳への悪影響が増強されることが知られていますし、特定の遺伝子変異（ミトコンドリアの遺伝子変異（1555A → G 変異））を有する場合は、アミノグリコシド製剤による難聴が起こりやすいことも知られています。また、一回投与量が多い場合など，薬剤の血中濃度が高くなる投与法でも耳への悪影響を引き起こしやすくなります。

　このほか、ペプチド系抗生物質（バンコマイシン、コリスチンなど）は通常の使用量では難聴を起こすことはまずありませんが、腎臓や耳への悪影響を持つ薬剤と併用すると聴覚障害は増強されることが知られています。また、マクロライド系抗生物質（エリスロマイシン、クラリスロマイシン）も通常量では難聴を起こしませんが、大量投与で一過性の難聴が出現することがあるとされています。

　このように、耳への悪影響を有する薬剤を使用する際は、内耳障害が生じやすい条件を理解し、できるだけ難聴の発症確率を下げる努力をするとともに、定期的に耳鳴りの問診や、純音聴力検査、耳音響放射検査などの検査を行うなどして、難聴の早期発見に努めながら慎重に投与することが重要になります。

参考文献 --

1）田渕経司：薬剤性難聴の最近の動向. 日本耳鼻咽喉科学会会報 123，6，520-521，2020.
2）菅原一真，山下裕司：ビギナーのための耳鳴・聴覚過敏診療 疾患と耳鳴・聴覚過敏　薬剤性難聴. JOHNS, 35，56-58，2019.
3）小川日出夫，暁清文：予防医学からみた耳鼻咽喉科臨床】予防医学からみた薬剤性難聴. JOHNS, 25，1727-1730，2009.

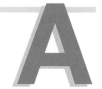

question

心因性難聴とは
どんな病気ですか？

answer

> 明らかな器質的障害が聴覚系には見当たらないにもかかわらず、心的反応に関連して聴力検査で難聴を呈する病態です。

　難聴の原因となる明らかな器質的障害が聴覚系には見当たらないにもかかわらず、聴力検査では難聴を呈する状態を機能性難聴といいます。そのうち、本人が自覚しない心的反応に関連して難聴が生じる場合を「心因性難聴」と呼んでいます。

　通常の純音聴力検査では難聴の所見を呈しますが、音に対する脳波の反応や耳音響放射と呼ばれる内耳の感覚細胞の機能の評価をする他覚的検査では、原則、難聴の所見を呈しません。特別な場合として、中耳や内耳の器質的障害による難聴に本症が併発する場合がありますが、その場合は、元々の難聴所見に心因性難聴の所見が上乗せされることになります。

　自覚症状ですが、聴力検査では一定以上の難聴の所見を呈していても、患者さんは難聴を自覚していない場合が少なくありません。また、実際に患者さん自身が「聞こえにくい」という自覚症状を有している場合でも、日常生活では大きな支障を感じていないこともあり、学校健診で難聴を指摘され受診する場合が少なくありません。小学校高学年から思春期の女性に多く、随伴症状として耳鳴りを自覚する場合もあります。

　原因となる心因としては、学校や家庭環境での人間関係のトラブル（両親の離婚、友人からのいじめ、転居など）などが代表的なものですが、このほか、耳にボールが当たったとか、あるいは誰かに殴打されたなどの外因や中耳炎罹患などがきっかけとなり、その後発症することもあります。また、発症の内的な要因として、広汎性発達障害や注意欠陥・多動性障害などの発達障害が人間関係のストレスの背景にある場合があることも指摘されています。

　治療を開始する前提としては、患者（児）、保護者と信頼関係を築くことが大切

で、十分な説明により本疾患についての理解を得、発症原因になる問題（心因）の有無について確認をすることが重要になります。最初、把握できなかった問題が、経過観察中に明らかになってゆく場合もあります。本人に難聴の自覚がなく、心因がはっきりしない場合は、まずは経過を観察する場合もあるのですが、背景要因（心因）が明らかな場合には、保護者や関係があれば学校関係者とも連絡をとり、原因の排除に努めることが必要になります。また、耳鼻科医の治療のみで好転しない場合は、積極的に精神神経科医などの専門医にも相談し、対応する必要がある場合もあります。

参考文献

1) 小林一女：心因性難聴と詐聴の取り扱い．日耳鼻 122, 66-69, 2019.
2) 長井今日子：小児心因性難聴における耳鳴　小児心因性難聴における耳鳴と意義．ENTONI, 186, 48-53, 2015.
3) 日本耳鼻咽喉科学会社会医療部学校保健委員会：耳鼻咽喉科学校医のための小児心因性難聴への対応指針．日耳鼻 103, 588-598, 2000.
4) 阪本浩一：【発達障害と耳鼻咽喉科】機能性難聴と発達障害．JOHNS 35, 851-857, 2019.

伝音難聴とは どんな病気ですか？

answer

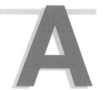

内耳から脳までの「感音器」（音を感じる器官）には異常がなく、外耳・中耳という「伝音器」（音を伝える器官）の障害により生ずる難聴です。

　空気の振動である音は、耳介で集音され外耳道を通って鼓膜を振動させます。その後、鼓膜の振動が中耳に3つある耳小骨を順番に揺らして内耳に伝わると、内耳の中にあるリンパ液が揺れ、周囲にある音を感じる感覚細胞（有毛細胞）の毛が揺らされます。有毛細胞では毛の揺れによって電気的変化がおこり、有毛細胞に分布する聴神経の終末が刺激され、その神経信号が脳まで伝わって、大脳の聴覚野という部分で音として認知されます。外耳・中耳および耳小骨は物理的な振動を伝える構造であり「伝音器」と呼ばれ、内耳から脳は音を感じる構造で「感音器」と呼ばれます[1]。「伝音器」に障害が生じたものを「伝音難聴」といい、外耳道が耳垢で詰まってしまう耳垢栓塞、外傷による鼓膜穿孔や耳小骨離断、中耳粘膜の腫脹や耳漏を呈する急性中耳炎や慢性中耳炎、耳小骨の固着により音が伝わりにくくなる耳硬化症、先天的な外耳や中耳の奇形（先天性外耳道閉鎖症や耳小骨奇形）などの疾患が，伝音難聴の原因になります。また中耳の手術後にも、外耳道・鼓膜・耳小骨のつながり方が変化してしまい、伝音難聴が残ることがあります。

　聴力検査を行うと、ヘッドホンを用いた「気導聴力検査」では難聴を示しますが、骨導端子を用いて検査を行う「骨導聴力検査」では骨の振動が内耳のリンパ液に直接伝わるため，ヘッドホンよりよく聞こえます。気導聴力と骨導聴力に差（気骨導差）があるのが伝音難聴の特徴です。

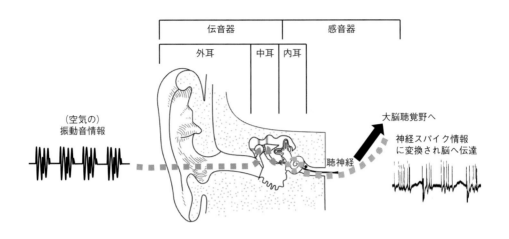

図 Q3-10　音の伝わる仕組みと伝音難聴

音は外耳から内耳まで振動として伝わり、内耳の有毛細胞の働きで聴神経の電気信号となり大脳まで伝わります。外耳から中耳、内耳の窓にあたる部分までを伝音器と呼び、その部分の障害で伝音難聴が生じます。

　耳鳴りは外耳から脳に至る聴覚路のあらゆる部位の障害で起きうると考えられますが、外耳や中耳に起因する耳鳴りは少ないとされます。伝音難聴を伴う耳鳴りは、原因となる病気を治療することができれば、聴力改善とともに耳鳴りを改善できる可能性があります。急性中耳炎や外傷性鼓膜穿孔など急性の伝音難聴で耳鳴りが起こることがありますが、通常、中耳炎や穿孔の治癒とともに耳鳴りも治癒します。慢性中耳炎では、炎症や鼓膜穿孔により伝音難聴になりますが、慢性的な中耳の炎症により内耳機能も低下して感音難聴となっている場合があります。そうした場合、慢性的な耳鳴りであると手術により伝音難聴が改善しても耳鳴りが必ずしも改善しないこともあります。

参考文献

1）切替一郎，野村恭也，加我君孝．新耳鼻咽喉科学．第 11 版．南山堂．2013：56-57．

耳硬化症とは
どんな病気ですか？

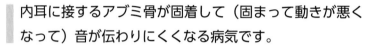
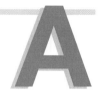
内耳に接するアブミ骨が固着して（固まって動きが悪くなって）音が伝わりにくくなる病気です。

　中耳には鼓膜から内耳まで音を伝える3つの「耳小骨」があり、鼓膜側から順にツチ骨・キヌタ骨・アブミ骨と呼ばれています。ツチ骨は鼓膜についており、アブミ骨は内耳の前庭窓という入り口にはまり込んでいます。耳硬化症では，蝸牛を包む硬い骨の殻の一部が溶けて（脱灰）固まり、前庭窓周囲にこの病変が及ぶとアブミ骨が徐々に固着して（固まって動きが悪くなって）いくため、ゆっくりと進行する難聴が生じます。アブミ骨の固着により内耳に音が伝わりにくくなるため「伝音難聴」になりますが、関連して内耳の機能も低下するため，聴力検査では軽度の「感音難聴」も呈します。骨の脱灰がさらに進むと骨導聴力も悪化し，感音難聴が進行して行きます。聴力検査の結果が伝音難聴と感音難聴の両者を呈するものを「混合性難聴」と呼び、耳硬化症では初期には伝音難聴を、病状が進行すると混合性難聴を呈します[1]が、さらに進行すると感音難聴となっていくのが特徴です。

　また、アブミ骨にはアブミ骨筋という筋肉がついており、急に大音量の音を聞いた時には、アブミ骨筋反射によりアブミ骨の振動を抑制することで音を伝わりにくくして、大音量が内耳に入らないようにして内耳を守っています。しかし、耳硬化症ではアブミ骨が固着するため、アブミ骨筋反射検査で反応が消失します。伝音難聴または混合性難聴でアブミ骨筋反射が消失し、CTで内耳周囲の骨の脱灰像を認めると、耳硬化症と診断されますが、実際には手術でアブミ骨の固着を確認して診断が確定します。固着したアブミ骨を手術で除去してシリコン製の人工耳小骨に置き換えることで，聴力が改善できます。

　耳硬化症の耳鳴りは、初期の頃はほとんど問題となりませんが、病状が進行して感音難聴が悪化すると耳鳴りも生じることがあります。手術により聴力が改善すると耳鳴りも軽減することがありますが、手術による内耳へのダメージの可能性もあ

るため、耳鳴りに対する手術治療の効果は定まったものとはいえません[2]。

参考文献 ━━━━━━━━━━━━━━━━━━━━━━━━━━

1）切替一郎, 野村恭也, 加我君孝. 新耳鼻咽喉科学. 第11版. 南山堂. 2013：161-163.
2）植田広海, 朝日清光ら. 耳硬化症症例の耳鳴―術前後における自発的擬声語表現の変化―.
　　Audiology Japan 41(5). 399-400：1998.

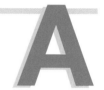

question

Q 慢性中耳炎とは どんな病気ですか？

answer

A

中耳炎が長引いて繰り返す状態が続き、鼓膜の穴が開いたままになり、聴力も低下した状態が「慢性中耳炎」です。

　中耳炎は、鼓膜の内側の中耳に感染が起こり、耳痛や耳だれを生じる疾患です。中耳は鼻の奥と「耳管」というトンネルでつながっており、風邪などによる鼻やのどの感染と炎症が耳管から中耳に波及して中耳炎が起こります。これを急性中耳炎といいます。ウイルス感染だけなら消炎鎮痛薬などの対症療法で治りますが、細菌感染が起こった場合には抗菌薬で治療し、重症例では鼓膜切開も行います。

　急性中耳炎が長引き、繰り返す状態が続くと、鼓膜の穴が開いたままになり、耳が聞こえにくくなります。これが「慢性中耳炎」です。慢性中耳炎では、難聴だけでなく、風邪や疲れによる体調の悪化などで、耳だれなどの不愉快な症状が出ます。水泳やシャンプーなどで鼓膜の穴から水が入って悪化することもあります。

　中耳のさらに内側に、内耳という部分があります。内耳は硬い骨の殻の中にありますが、音を伝える耳小骨がはまり込む卵円窓という入り口と、卵円窓の動きに合わせて振動して圧力を逃がす正円窓という2つの内耳窓があります。これらの窓はきちんと閉じているので、普通は中耳炎が内耳に及ぶことはありませんが、重症の急性中耳炎や、病状が長引く慢性中耳炎になると、感染や炎症で生じるさまざまな化学物質が内耳窓を通過して内耳に拡散し、難聴やめまい、そして耳鳴りの原因となります。

　中耳炎でめまいや耳鳴りが起こった場合には内耳に炎症が波及した可能性が高く、できるだけ早く抗菌薬やステロイド治療などで感染と炎症を抑える必要があります。しかし、内耳の感覚細胞はとてもデリケートなので、重症例では感覚細胞の損傷が治らずに症状が残ってしまうことがあります。慢性中耳炎に伴う耳鳴りが治りにくいのも、このように内耳感覚細胞の損傷が元に戻らないことによります。

　一方、外からの音が聞こえると、その分だけ耳鳴りがさえぎられて感じにくくなることもわかっています。したがって、慢性中耳炎の手術で聴力を改善できれば、耳鳴りも軽減できる可能性があります。難聴が重度になった場合には、中耳炎を治療した上で、人工内耳などのさらに進んだ手術を行うことで、きこえを取り戻すだけでなく耳鳴りを軽くできることも分かっています。慢性中耳炎による難聴や耳鳴りで困っている患者さんは、ぜひ、耳鼻咽喉科を受診して詳しい検査と治療を受けてください。

参考文献 ━━━━━━━━━━━━━━━━━━━━━━━━━━━━━━━━━━━━

1）切替一郎, 野村恭也, 加我君孝. 新耳鼻咽喉科学. 第 11 版. 南山堂. 2013：137-144.

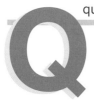

Q 中耳奇形とはどんな病気ですか？

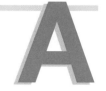

answer

中耳という鼓膜から内耳までの音を伝える部分に、生まれつき正常とは異なる部分がある病気です。

　耳は外側から内側に向かって外耳、中耳、内耳の3つの部分に分けられます。このうち、真ん中の鼓膜から内耳までの部分のことを中耳と呼びます。中耳は鼓膜の振動を効率よく内耳に伝えるはたらきがあります。音が耳の穴に入ると鼓膜が太鼓の膜のように振動し、この振動が中耳のなかの3つの小さな骨（耳小骨）を順番に伝わって内耳に届くことで音が聞こえます。耳小骨などの中耳の構造はお母さんのおなかの中にいるうちに完成しますが、何らかの問題で中耳の形に異常をきたした状態を中耳奇形と呼びます[1]。

　中耳奇形は 15,000 人の赤ちゃんのうち約1人が持っていると報告されており、非常にまれです。耳小骨の一部が生まれつきなかったり（耳小骨離断）、周囲の骨とくっついたり（耳小骨固着）すると、鼓膜の振動が内耳に伝わりにくくなり、これを「耳小骨奇形」と呼びます[2,3]。このような耳小骨奇形は伝音難聴を引き起こすことがほとんどですが、アブミ骨が固まって動かない場合は耳硬化症と同じ混合性難聴になることがあります（p. 44：Q3-10、p. 46：Q3-11 参照）。伝音難聴や混合性難聴はいずれも外からの音を聞こえにくくします。そのため、内耳や脳などの神経の障害で生じる「自覚的耳鳴」とよばれる耳鳴りが、さえぎられることなくきこえやすくなってしまいます。このように、耳小骨奇形は耳鳴りの原因となります。

　さらに、別の中耳奇形が「拍動性耳鳴」の原因になることもあります。赤ちゃんの体がお母さんのおなかの中で形成される初めの時期には、内頸動脈と外頸動脈と呼ばれる太い血管の枝が中耳の中で複雑につながっていますが、生まれるまでに鼓膜や耳小骨の周りを走行する主な動脈は消えてなくなります。これらの血管の発生に問題が生じると、アブミ骨動脈遺残や鼓室内内頸動脈走行異常と呼ばれる中耳の

動脈の位置の異常が起こります[4]。これらの異常な位置にある動脈が、耳小骨や鼓膜に接すると脈拍による振動が耳小骨を介して内耳に伝わり、拍動性耳鳴が生じます[5]。

　動脈以外にも、中耳の静脈の位置や形の異常が原因となる耳鳴りがあります。頸静脈球とよばれる太い静脈は、通常は鼓膜より深いところにあり、中耳の一番下の骨で完全に覆われています。高位静脈球は頸静脈球が中耳に突出する比較的頻度が高い（約8％）異常で、中耳と頸静脈球の間の骨がないことも少なくありません。中耳に張り出した高位静脈球が直接鼓膜に接すると鼓膜が青く見えます。このような例では鼓膜を介して高位静脈球の拍動が内耳に伝わり、拍動性耳鳴を生じることがあります[6,7]。

参考文献 ━━━━━━━━━━━━━━━━━━━━━━━━━

1) Anthwal N, Thompson H. The development of the mammalian outer and middle ear. *J Anat*. 2016；228（2）：217-232.
2) Quesnel S, Benchaa T, Bernard S, et al. Congenital middle ear anomalies：Anatomical and functional results of surgery. *Audiology and Neurotology*. 2015；20（4）：237-242.
3) Raz Y, Lustig L. Surgical management of conductive hearing loss in children. *Otolaryngologic clinics of North America*. 2002；35（4）：853-875.
4) Hitier M, Zhang M, Labrousse M, Barbier C, Patron V, Moreau S. Persistent stapedial arteries in human：from phylogeny to surgical consequences. *Surgical and Radiologic Anatomy*. 2013；35（10）：883-891.
5) Botma M, Kell RA, Bhattacharya J, Crowther JA. Aberrant internal carotid artery in the middle-ear space. *Journal of laryngology and otology*. 2000；114（10）：784-787.
6) Aslan A, Falcioni M, Russo A, et al. Anatomical considerations of high jugular bulb in lateral skull base surgery. *The Journal of Laryngology & Otology*. 1997；111（4）：333-336.
7) Friedmann DR, Eubig J, Winata LS, Pramanik BK, Merchant SN, Lalwani AK. Prevalence of jugular bulb abnormalities and resultant inner ear dehiscence：a histopathologic and radiologic study. *Otolaryngology--Head and Neck Surgery*. 2012；147（4）：750-756.

Q 聴神経腫瘍とは
どんな病気ですか？

> 聴神経腫瘍は第8脳神経である聴神経から発生する良性
> の腫瘍で、いわゆる「がん」ではありません。人口10
> 万人あたり1~2人発症するとされていますが、検査しなければ見つかりま
> せんので、実際にはもう少し発症率は高いと考えられます。

　聴神経には聴こえ（蝸牛）と体のバランスを保つ機能（三半規管）があり、腫瘍が発生することで神経が障害され難聴や耳鳴り、めまいなどが生じます。難聴やめまいは腫瘍の直接的な影響ですが、耳鳴りは難聴に伴うことが多く、低い音が聴こえにくい人ではブーン、高い音が聴こえにくい人でキーンやシャンシャンといった耳鳴りが生じます。腫瘍の増大は1年間で平均2mm程度ですが個人差がありま

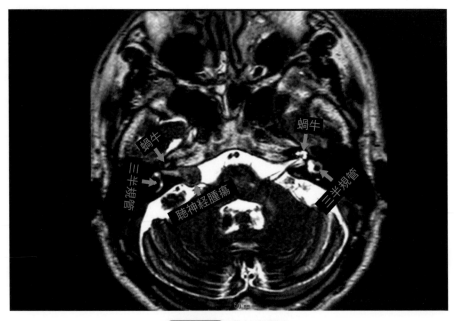

図 Q3-14　聴神経腫瘍

す。難聴はゆっくり悪化していくことが多いのですが、3～4割では突発的に発症します。そして、ゆっくり悪化する場合は改善しませんが、突発的に悪化した場合は、いったん改善し、再度悪化することがあります。また、めまいはグルグル目が回って吐き気がするようなめまいではなく、フワッとしたふらつきや浮動感のことが多いのが特徴です。

　聴神経腫瘍は良性でがんではなく発育速度も遅いのですが、長期的に増大すると隣接する顔面神経や三叉神経、舌咽-迷走神経などを圧迫し、顔面の運動麻痺や知覚低下、声がれ、嚥下障害などをきたします。そして、さらに増大すると小脳や脳幹圧迫症状を呈し、最後には中脳水道を閉塞し水頭症をきたして死に至ることがあります。

耳の手術をした場合にどうして耳鳴りが生じるのですか?

手術の影響で一時的、または長期的に感音難聴や伝音難聴が生じることがあるからです。

　耳の手術には鼓膜形成術、鼓室形成術、アブミ骨手術、人工内耳手術など、様々な種類がありますが、どの手術でも一定の割合で手術の後に耳鳴りが生じると報告されています[1-4]。手術の影響で伝音難聴や感音難聴が悪化することがあり、これが耳鳴りの原因と考えられています。幸い、耳の手術の後に出現した耳鳴りのほとんどは一時的なもので、手術後2週間以内になくなることが多いと報告されています[5]。

　アブミ骨手術や人工内耳手術では内耳に穴を開けて、内耳の中にピストンや電極などの人工物を入れます。このような手術操作のために、内耳の感覚細胞や神経が何らかの影響を受けることがあります。一方、鼓膜形成術や鼓室形成術などの内耳を触らない手術でも、手術中に鼓膜や耳小骨などの音を伝える構造を触ったり動かしたりします。このような手術の操作は丁寧に行いますが、大きな振動が内耳に伝わると音響外傷（p. 32：Q3-4 参照）に似た衝撃が内耳に伝わる可能性があります。また、慢性中耳炎などの感染を伴う病気に対する手術では、中耳の炎症で発生した有害な物質が、手術の操作によって内耳の中に入ることがあります。これらはいずれも一時的、あるいは長期的な内耳の障害を引き起こし、その結果として感音難聴に伴う耳鳴りが生じると考えられます[6]。

　多くの耳の手術では、手術の後に一時的な伝音難聴が生じます。これは、手術の時にできた傷口からしみだした血液や浸出液が、中耳の中にたまることにより起こります。また、計画的に手術を2回に分ける鼓室形成術の場合は、あえて耳小骨の一部を取り除いたまま1回目の手術を終了することがあります。このような場合は、2回目の手術を行うまでは一時的に周りの音が聞こえにくくなり、これが耳鳴りが悪化する原因になることがあります。

　高度の慢性中耳炎のためにもともと中耳に強い感染がある場合は、耳の手術の後もしばらく中耳に炎症が残ることがあります。中耳の炎症が持続すると、粘膜が腫れるだけでなく、血管が拡張して中耳の中を流れる血液の量が増えるため、拍動性耳鳴が聞こえやすくなります。

参考文献 ━━━━━━━━━━━━━━━━━━━━━━━━━━━━━

1) Berglund M, Suneson P, Florentzson R, et al. Tinnitus and taste disturbances reported after myringoplasty：Data from a national quality registry. *Laryngoscope.* 2019；129(1)：209-215.

2) Farinetti A, Gharbia DB, Mancini J, Roman S, Nicollas R, Triglia J-M. Cochlear implant complications in 403 patients：comparative study of adults and children and review of the literature. *Eur Ann Otorhinolaryngol Head Neck Dis.* 2014；131(3)：177-182.

3) Kim D-K, Park S-N, Kim MJ, Lee SY, Park K-H, Yeo SW. Tinnitus in patients with chronic otitis media before and after middle ear surgery. *European archives of oto-rhino-laryngology.* 2011；268(10)：1443-1448.

4) Wegner I, Kamalski DM, Tange RA, et al. Laser versus conventional fenestration in stapedotomy for otosclerosis：a systematic review. *Laryngoscope.* 2014；124(7)：1687-1693.

5) 高橋姿，佐藤弥生，今井昭雄，中野雄一. 耳鳴症例と鼓室形成術. 耳鼻咽喉科展望. 1988；31(1)：31-36.

6) 瀧本勲. 中耳手術―その操作と内耳への影響. 耳鼻咽喉科臨床. 1985；78(4)：465-476.

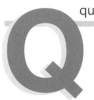
耳鳴りを起こす病気にはその他どのようなものがありますか？

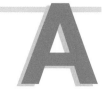
> 筋肉の収縮による「筋性耳鳴」や、血流による「拍動性耳鳴」などを引き起こす病気があります。

　これまでの項目で説明した病気以外にもさまざまな病気が耳鳴りの原因として知られていますが、これらの多くは筋肉による「筋性耳鳴」を引き起こす病気と、血流による「拍動性耳鳴」を引き起こす病気の2種類に分けることができます。いずれの耳鳴りも「他覚的耳鳴」といって体の中に音の発生源があり、第三者でも聴診器などを用いることで同じ耳鳴りを聞くことができます。筋性耳鳴は自分自身の心臓の脈拍とは一致しないカチカチという発作的な音が特徴で、中耳の筋肉が勝手に動くことによって引き起こされます。一方、拍動性耳鳴は脈拍と同じリズムで聞こえる耳鳴りで、耳の近くで血液の渦を巻いた流れが起こることが原因と考えられています。

　筋性耳鳴は非常に珍しいのですが、代表的な原因として「中耳ミオクローヌス」という病気があります。ミオクローヌスとは自分の意志とは関係なく筋肉が瞬間的に動く病気で、耳小骨に付着する鼓膜張筋やアブミ骨筋のミオクローヌスによって、鼓膜や耳小骨が動かされ耳鳴りが生じると考えられています[1]。口の中の筋肉が勝手に瞬間的に動くことが耳鳴りと同時に起こる患者さんや、過去に顔面神経麻痺を経験した患者さんでは、中耳ミオクローヌスによる筋性耳鳴が起こりやすいといわれています[1]。

　拍動性耳鳴の中で最も頻度が高いものは「硬膜動静脈瘻」で、動脈が原因の拍動性耳鳴の約27％を占めます[2]。「頸動脈狭窄」や「動脈解離」とよばれる病気でも拍動性耳鳴が出現することがあります。これらの病気では、動脈内の狭い部分を血流が流れる際に音が発生し、これが耳鳴りとして聞こえると考えられています。これ以外にも貧血や妊娠などの理由で全身の血の流れが活発になっている場合も、拍動性耳鳴が起こりやすいとされています[3]。血流が豊富な中耳の腫瘍（できもの）

も拍動性耳鳴の原因になります。腫瘍の中を流れる血管の拍動が、鼓膜や耳小骨、あるいは正円窓という内耳の入り口から内耳に伝わり、拍動性耳鳴が出現すると考えられています[3]。中耳にできやすい血流が豊富な腫瘍として、傍神経節細胞が発生起源と考えられている「グロムス腫瘍」や、血管が発生起源と考えられる「血管腫」などがあります[3]。

参考文献 ━━━━━━━━━━━━━━━━━━━━━━━━━━━━━━

1）Bhimrao SK, Masterson L, Baguley D. Systematic review of management strategies for middle ear myoclonus. *Otolaryngology--Head and Neck Surgery.* 2012；146（5）：698-706.
2）De Ridder D. Pulsatile tinnitus. In：*Textbook of tinnitus.* Springer；2011：467-475.
3）Mattox DE, Hudgins P. Algorithm for evaluation of pulsatile tinnitus. *Acta Otolaryngol.* 2008；128（4）：427-431.

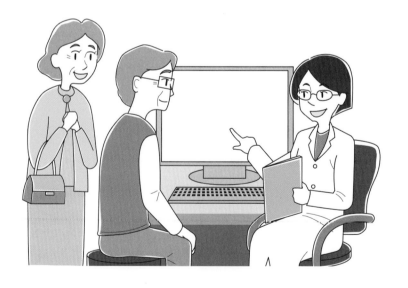

第4章

耳鳴りの治療について

耳鳴りを完全に消すことは できますか？

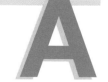
耳鳴りを完全に消すことはできないことが多いです。

（推奨度 1B）

　耳鳴りの原因はさまざまであり、耳鳴りを起こす疾患も多岐にわたります。耳鳴りの原因や原因となっている疾患を治療できれば耳鳴りが消失する場合もありますが、多くの場合は、治療が難しいことが多く、耳鳴りを完全に消すことはできないことが多くなります。

　耳鳴りは「拍動性耳鳴」と「非拍動性耳鳴」に大別されます。拍動性耳鳴の約70％は他覚的耳鳴（体内に音源があり、第三者が聴くことができる）であり、その原因としては血管性耳鳴があります。血管性耳鳴は耳周囲の血流異常により発生すると考えられ、動静脈奇形や動脈瘤、動脈硬化などの他、血管性腫瘍や高位頸静脈球など血管の走行異常などがあります。このような拍動性耳鳴の場合は、原因疾患の治療により耳鳴りの消失が期待できる場合があります。

　非拍動性耳鳴の大多数は慢性持続性耳鳴が占め、自覚的耳鳴（患者さん本人のみが聴くことができる）であることが多く、これが多くの患者さんを悩ませている耳鳴りです。聴こえが悪くなるとそれに伴い耳鳴りが生じてくることがよくあり、慢性の耳鳴りの原因としては、音を感じる機能に障害のある感音難聴が最も多いと考えられています。一般的に、感音難聴は治療により回復する（聴こえがよくなる）ことが難しい疾患が多いため、感音難聴に伴った耳鳴りは、聴こえがよくならなければ完全に消えることはないと考えられます。

　ただし、耳鳴りのない聴力正常者の場合でも、周囲がとても静かな状況では、約8割が耳鳴りのような音を感じているともいわれております。さらに、日常生活の中で慢性的に耳鳴りを感じている頻度は、50歳以下の全成人で2〜3割程度もあり、70歳頃までは年齢とともに増加する傾向があるとみられています[1]。

　ところが、耳鳴りが日常生活に支障をきたすような重症な患者さんの頻度はかな

り少なく、1%前後とみられています。つまり耳鳴りがあっても、耳鳴りの苦痛度が低い患者さんがかなりの割合でいると考えられ、その場合は、自然と耳鳴りに順応して苦痛に感じなくなっていると考えられています。

　したがって、現時点では耳鳴りを完全に消すことは難しいと考えられていますが、耳鳴りに順応することで、その苦痛度が低くなることは十分に可能と考えられます。

参考文献 ━━━━━━━━━━━━━━━━━━━━━━━━━━━━━━━━━━━

　1）日本聴覚医学会　編：耳鳴診療ガイドライン 2019 年版. 金原出版. 2019.

耳鳴りの治療の目標はなんですか？

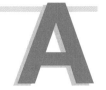
耳鳴りによる苦痛な状態や症状が軽くなること、気になることが少なくなることを目標にします。（推奨度 1B）

　耳鳴りに対する治療は、耳鳴りそのものに対する治療と、耳鳴りによって生じる苦痛に対する治療になります。このため治療を行うときには、耳鳴りの原因や耳鳴りに対する苦痛度や心理状態により治療の目標を定めていくことになります[1]。何らかの疾患に伴い耳鳴りが生じている場合、その原因疾患を治療することで耳鳴りも改善することがあります。しかし、耳鳴りそのものに対して、耳鳴りを消すことができるような薬剤や治療方法は、まだ完全にはわかっていません。このため、耳鳴りを消すことを治療の目標とすると治療が困難となってしまいます。

　そこで、耳鳴りの治療として、患者さんが耳鳴りによって気になっていることや困っていることを解決、改善していく必要があります。例えば、耳鳴りを自覚すると病気が心配で精神的に不安定になり、いらいらや不安が出現します。不安が強くなれば徐々に精神状態が悪化してしまい、抑うつとなることもあります。さらに悪化すれば、それに伴って睡眠障害など生活障害が悪化していくこともあります。このような悪循環を断つために、さまざまな治療が必要になります。つまり、治療の対象は耳鳴りによる心理的苦痛や生活障害であり、治療の目標はその障害を改善させることになります[2]。もし耳鳴りによる苦痛がなく、気にならない状態であれば必ずしも治療を必要としないということにもなります。耳鳴りを消すことはまだ困難ですが、耳鳴りに伴う苦痛や障害が軽くなること、気になることが少なくなるようにすることが重要です。

参考文献 ━━━━━━━━━━━━━━━━━━━━━━━━━━━━━

1) 日本聴覚医学会　編：耳鳴診療ガイドライン 2019 年版. 金原出版. 2019.
2) 新田清一：耳鳴のリハビリテーション. 耳喉頭頸 89, 682-689, 2017.

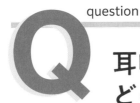

question

Q

耳鳴りの治療には
どのようなものがありますか？

answer

A

慢性の耳鳴りに対する治療には、耳鳴りの（教育的）カウンセリング、薬物療法、音響療法、心理療法（精神療法）、手術療法、経頭蓋磁気刺激（transcranial magnetic stimulation：TMS）、レーザー治療があります。これらの内、治療効果のエビデンスが比較的多く推奨される治療は、カウンセリング、音響療法、心理療法（精神療法）です。

　耳鳴りの（教育的）カウンセリングでは耳鳴りに関連する事柄の説明を行います。耳鳴りに関する不安や疑問に応えることによって、不安などをやわらげるカウンセリング効果を期待します。聞こえのしくみ、病気の有無、耳鳴りが発生するメカニズム、耳鳴りが悪くなるメカニズム、治療方法、治療目標、一般的な経過などについて説明します。耳鳴りに対する不安が強い場合や、重症の耳鳴りの患者さんに対しては特に重要です。アメリカ[1] など海外のガイドラインでも推奨されています。（推奨度 1B）

　音響療法は第 6 章（p. 88）で詳しく説明がありますが、さまざまな外部の音を用いることで、耳鳴りへの注意をそらす効果が期待されています。近年、上に述べた（教育的）カウンセリングと併せて TRT（Tinnitus Retraining Therapy）[2] としても用いられています。（推奨度 2C）難聴がある場合に補聴器を積極的に使うことは、特に推奨されています。（推奨度 1A）

　心理療法（精神療法）は第 8 章（p. 108）で詳しく説明がありますが、認知行動療法の効果が証明されています[3]。（推奨度 1A）　日本では、対応できる医療施設はまだ多くありませんが、徐々に増えてきています。

　薬物療法は、耳鳴りの治療効果についてはエビデンスが低く（効果を示す証拠が少なく）、副作用の問題もあります。耳鳴りに伴う不安、うつ症状、不眠がみられるようであれば、必要に応じて薬物治療が考慮されます。（推奨度 2C）

参考文献 ━━━━━━━━━━━━━━━━━━━━━━━━━━━━━━━━━

1）Tunkel DE, Bauer CA, Sun GH, et al. Clinical practice guideline：Tinnitus. Otolaryngol Head Neck Surg. 2014；151（2 Suppl）：S1-S40.

2）Henry JA, Loovis C, Montero M, et al. Randomized clinical trial：group counseling based on tinnitus retraining therapy. J Rehabil Res Dev. 2007；44(1)：21-32.

3）Nyenhuis N, Golm D, Kroner-Herwig B. A systematic review and meta-analysis on the efficacy of self-help interventions in tinnitus. Cogn Behav Ther. 2013；42：159-169.

question

耳鳴りの教育的カウンセリング は耳鳴りに有効ですか？

answer

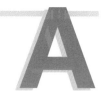

耳鳴りの「教育的カウンセリング」は、耳鳴りに対する「教育的」「説明的」カウンセリングを意味します。有効であるという研究結果が出ています。（推奨度1B）

　耳鳴り治療における「教育的カウンセリング」とは、一般的な心理カウンセリングとは異なり、耳鳴りに対する「教育的」あるいは「説明的」なカウンセリングのことを意味します。耳鳴りのことがわからなかったり間違った理解をしてしまうと、不安を感じたり耳鳴りのイメージが悪化することとなり、その結果、耳鳴りが増悪したり、耳鳴りの改善を妨げてしまうことがあるからです。そのために、耳鳴りに対して正しい情報を得ることを支援するのが教育的カウンセリングです。

　実際の教育的カウンセリングでは、耳鳴りを理解するために聞こえの仕組み、耳鳴りの原因となる器質的疾患の有無、耳鳴りのメカニズム、耳鳴りが増悪するメカニズム、耳鳴りの治療目標、耳鳴りの治療方法、音響療法などについて説明を行います[1]。すべての耳鳴り患者さんが詳しい説明（教育的カウンセリング）を受ける必要はなく、耳鳴りの苦痛の程度や不安の状況によりその内容は異なります。

　教育的カウンセリングの効果をみた研究の1つに、教育的カウンセリングを受けたグループ、従来の治療を受けたグループ、何もしないグループで比較したところ、教育的カウンセリングが他のグループより有意に効果があったという結果が報告されています[1]。また、2020年にいくつかの教育的カウンセリングに関する論文を分析した研究がありますが、教育的カウンセリングは耳鳴りの改善に有効であり、教育的カウンセリングのみの群も耳鳴りの改善がみられたとしています[2]。

　アメリカ、ドイツ、スウェーデン、オランダでも、耳鳴治療として、耳鳴りの教育的カウンセリングや耳鳴りの情報提供を行うことが推奨されています[3]。

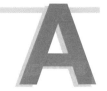

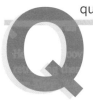

question

耳鳴りの音響療法は
どのようなものがありますか？

answer

環境音や音楽を利用するものと、サウンドジェネレーターや補聴器といった治療器を使用するものとがあります。

　耳鳴りの治療の基本は静寂を回避することにあります。耳鳴りが際立つような静かな環境を避け、なるべく音の豊富な環境をつくることが音響療法の基本となります[1]。音響療法の効果は、耳鳴りを弱く感じさせることによって耳鳴りに順応すること、耳鳴りによるストレスを和らげること、リラックス効果、耳鳴りへの注意をそらす効果などが期待されています[2]。また、音響療法における一般的な注意事項として、使用される音は、大きさや高さ、音色によっていかなる不快感も引き起こさないこと。使用する音は耳鳴りを軽減するものであり、部分的であっても耳鳴りを覆って聞こえなくしてしまうものではないこと。そして、使用する音は容易に慣れ、日常的には認識しないような音で、できればリラックスできる音が理想とされています[2]。さらに、音響療法の手段は、耳鳴りの程度や難聴の程度により変わってくることになります。

　まず、聞こえが悪くない場合や聞こえが悪いが耳鳴りの自覚がない場合は、耳鳴りが際立つような静かな環境を避けるため、環境音や音楽など利用します。使用するツールはテレビ、ラジオ、音楽や自然音が収録されているようなCD、スマートフォンのアプリなどで患者さんの好みで選択してもらってよいと考えられます。

　環境音による音響療法では不十分な場合は、音発生装置（サウンドジェネレーター）を用います。一般的には、日常生活中も装用する必要があるため、補聴器のような日常的に着用できるサウンドジェネレーターを使用します。サウンドジェネレーターにより発生される音（ノイズ）により、相対的に耳鳴りを小さく感じるようになることで、耳鳴りに対する順応を促進します。耳鳴りの大きさが10だとしたら8〜9くらいの音の大きさで使用するのがよいとされています[3]。

　そして、耳鳴りの苦痛があることに加え、自覚的にも聞こえが悪い場合は補聴器を使用します。補聴器を使用することで会話を聞くことのみでなく、背景雑音が聞こえるようになることで、相対的に耳鳴りの感じ方が弱くなります。補聴器は調整に時間がかかることもありますが、補聴器が有効だと耳鳴りの苦痛が解決するだけでなく、耳鳴りが意識されない存在に変わることもあります。さらに、耳鳴り治療器がついた補聴器も販売されています。耳鳴り治療器としてサウンドジェネレーターには、ノイズの他に音楽機能を搭載している機種もあります。

【耳鳴りの音響療法の詳細は第 6 章（p. 88）を参照してください。】

参考文献 ━━━━━━━━━━━━━━━━━━━━━━━━━━━━━━━━━━━

1）小川　郁：耳鳴に対する音響療法. Audiology Japan 54，113〜117，2011.
2）日本聴覚医学会　編：耳鳴診療ガイドライン 2019 年版. 金原出版. 2019.
3）新田清一：耳鳴のリハビリテーション. 耳喉頭頸 89，682-689，2017.

question 4-7

耳鳴りの心理療法（精神療法）には どのようなものがありますか？

answer

耳鳴りで行われる（もしくは、行われたことがある）心 理療法には、「心理カウンセリング」、「自律訓練法」、 「バイオフィードバック法」、「認知行動療法」などがあります。

　心理療法（精神療法）とは、精神医学における治療法の1つで、治療者と患者と の間の精神的な交流を介して心身の不調を治療する方法で、医学領域では精神療 法、心理学領域では心理療法という言葉が用いられることが多いです[1]。

　耳鳴りと精神疾患の関連性は、耳鳴りが苦痛である場合 48〜60％が抑うつ状態 であるという研究[2,3]もあり、とくに抑うつの程度と耳鳴りの苦痛は相関している とされています[4]。耳鳴りの苦痛モデルでそのしくみが考えられており、耳鳴りの 発生と、うつ、不安、注意、認知、記憶といった耳鳴りの苦痛を増悪させる「苦痛 ネットワーク」と呼ばれる神経の活動が同時に起きてしまうことにより、耳鳴りの 苦痛が増すと考えられてます[5]。さらに、苦痛ネットワークにおいて、耳鳴りの発 症時にいろいろな精神的苦痛を伴うと、耳鳴りの記憶が不安に結びつき、耳鳴りに 対して、今までより強い注意が向いてしまい、耳鳴りをより大きく感じてしまうこ ととなります。このような、抑うつ不安、苦痛ネットワークの治療、すなわち、苦 痛とうつ、不安、注意、認知の改善のために心理療法が耳鳴りの治療として行われ ることがあります。日本では耳鳴りに対する心理療法の位置づけは、通常に行われ る耳鳴りの治療（教育的カウンセリングや音響療法など）でも十分な効果がみられ ない場合、耳鳴りに伴って起きる抑うつ・不安や認知の改善などのために行なわれ ることが多いです。

　耳鳴りで行われる（もしくは、行われたことがある）心理療法には、「心理カウ ンセリング」、「自律訓練法」、「バイオフィードバック法」、「認知行動療法」などが あります。

　心理カウンセリングもしくは心理面接は、教育的カウンセリングとは異なり、心

理的支援を提供する支持的カウンセリングです。

　自律訓練法は、自己暗示によって体の筋肉の緊張を解きほぐし、中枢神経や脳の機能を調整して本来の健康な状態へ心身を整えることを目的とした訓練法です。

　バイオフィードバック法は、筋電位、血圧、脈拍、皮膚の温度などの生理現象を音や光などの信号に変換して患者にフィードバックし、それをモニターすることによりコントロールができるようにする方法です。

　認知行動療法は、人間の気分や行動が認知のあり方（ものの考え方や受け取り方）の影響を受けることから、認知の偏りを修正して問題解決を手助けすることによって治療する方法です。認知行動療法は、エビデンスも証明されており、日本の『耳鳴診療ガイドライン 2019 年版』においても推奨されていて、海外でも同じく推奨されています[6]。しかし、日本では、認知行動療法は、うつ病、不安障害、パニック障害、慢性疼痛などには行われていますが、耳鳴りに対してはほとんど行われておりません。今後、耳鳴りに対して広く行われていくことが期待される治療です。

【耳鳴りの心理療法（精神療法）の詳細は第 8 章（p. 108）を参照してください。】

参考文献

1）南山堂医学大辞典第 20 版．南山堂，2015.
2）Harrop-Griffiths, Katon W, Dobie R, et al. Chronic tinnitus：association with psychiatric diagnoses. Journal of Psychosomatic Research. 1987；31：613-621.
3）Sullivan M, Katon W, Dobie R, et al. Disabling tinnitus. Association with affective disorders. General Hospital Psychiatry. 1988；10：285-291.
4）Zöger S, Svedlund J, Holgers KM. Relationship between tinnitus severity and psychiatric disorders. Psychosomatics. 2006；47（4）：282-8.
5）小川郁：聴覚異常感の病態とその中枢制御．SPIO 出版，2013.
6）Fuller TE, Haider HF, Kikidis D, et al：Differential teams, same conclusions? A systematic review of existing clinical guidelines for treatment of tinnitus in adults. Frontier Psychol. 2017；22；8：206. doi：10.3389/fpsyg.2017.00206.

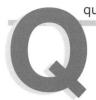

4-8

Q 耳鳴りは手術で治りますか？

answer

A

手術で生活の質を改善させる上で耳鳴りの改善は大変重要です。音響療法で補聴器を装用すると耳鳴りが改善するように、手術で聴力が改善すると、より多くの音が外部から入るようになり、耳鳴りが改善するようになることが期待できます。

　補聴器を用いた音響療法では、補聴器によって外部から音が入り、耳鳴りの音をかき消すようになります。さらに、耳鳴りよりも外部の音に注意を向けるように心がけることで、耳鳴りが気にならないようになっていきます。同様に、聴力改善手術を行うことで改善効果が期待できます。

　人工内耳手術によって耳鳴りが改善する例が多いことも知られています。ただし、2021 年 2 月現在、日本では認められていませんが（日本では両側高度難聴にのみ人工内耳手術が認められています）、耳鳴りを伴う一側重度難聴（ろう）に対して、人工内耳を行うと耳鳴りや生活の質も改善します[1,2]。（推奨度 2C）

　日本で認められている両側難聴に対して人工内耳を行う場合も多くは耳鳴りが改善しますが、一部悪化する方がおられることも報告されている[3] ことから、その点をよく理解いただいた上で手術を受けていただく必要があります。

　ただし、耳鳴りに効果があっても、耳鳴りがあるという理由だけで受けられる手術ではありません。

　また、鼓膜に穴があいてしまうような慢性中耳炎、中耳奇形や耳硬化症などの中耳疾患（伝音難聴）に対して鼓室形成術、アブミ骨手術を行っても聴力改善ができれば、耳鳴りが改善することも十分考えられます[4]。しかしながら、一部の患者さんでは悪化することがあることもご理解いただく必要があります。

　多くの患者さんは聴力の改善とともに耳鳴りも改善することが期待できますが、うつ、うつ状態、不安や不眠などを持病としてもっていると、聴力が改善したにも関わらず悪化する可能性があるといわれています[5]。

　重要なことは、前述したように、手術によってきこえが改善することで、外部の音が入って耳鳴りがかき消されること、耳鳴りに注意を向けないようにしていくことを手術後に行っていただくことが重要です。また手術した後、すぐに治る方もおられますが、数年単位でゆっくりと改善する場合もありえます[4]。

【耳鳴りと手術についての詳細は第9章（p. 114）を参照してください。】

参考文献

1）Blasco MA, Redleaf MI. Cochlear implantation in unilateral sudden deafness improves tinnitus and speech comprehension：meta-analysis and systematic review. Otol Neurotol. 2014；35(8)：1426-32.
2）Vlastarakos PV, Nazos K, Tavoulari EF, et al. Cochlear implantation for single-sided deafness：the outcomes. An evidence-based approach. Eur Arch Otorhinolaryngol. 2014；271(8)：2119-26.
3）Ramakers GG, van Zon A, Stegeman I, et al. The effect of cochlear implantation on tinnitus in patients with bilateral hearing loss：A systematic review. Laryngoscope. 2015；125(11)：2584-92.
4）Kanzaki S, Ogawa K How effect is educational counseling prior to middle ear surgery for patients with both middle ear diseases and consistent tinnitus? Acta Otolaryngol. 2020 Apr；140(4)：289-291.
5）Acikalin MR Haci C. Altin F. Alimoglu Y. Is there any effect of anxiety and depression scores on the improvement of tinnitus after surgery in chronic otitis patients with tinnitus American Journal of Otolaryngology 40(2)2019, 230-232.

Q 耳鳴りの治療法のそれぞれの利点（長所）・欠点（短所）はなんですか？

answer

A

耳鳴りに行われる治療の利点（長所）、欠点（短所）について、そのこと自体をテーマとした研究はありません。一方、長所、短所について少しでも記載のあった研究[1-12]はありました。それらに一般的な事項を加えて説明します。

1）薬物療法

長所・広く用いられており、どの医療機関においても治療が受けることができる。

・耳鳴りに随伴する不安やうつ症状に対して有用である。

短所・薬物療法の効果に対するエビデンス（効果を示す証拠）のレベルが低い。ほとんどの薬剤についてエビデンスのレベルが高い効果は証明されていない。

・副作用を伴うものがある[1,2]。

・局所麻酔薬のリドカインは、作用時間が短い[3]。

2）TRT・補聴器・音響療法[4]

長所・補聴器は難聴がある耳鳴りに対して有効である。

・耳鳴り以外の音があることによる安心感がある。

・耳鳴りに対する順応を促進させる。

・補聴器装用では、効果を短時間で感じることができる。

・副作用は少ない[5]。

短所・使用する器具を購入するための費用がかかる。

・器具装用による違和感、不快感、皮膚刺激症状を伴うことがある。

・器具装用ができない場合、治療とならないことがある。

3）認知行動療法[6]

長所 ・エビデンスのレベルが高い。

・従来の治療と比較してコスト効率がよい[7]。

・副作用がない。

短所 ・専門家による治療が必要（日本では実施可能な施設がまだほとんどない）。

・治療に要する時間がかかる。

4）手術療法

長所 ・人工内耳を必要とする高度難聴に有効性がある。

短所 ・耳鳴りに対する効果の不確実性がある[8]。

・手術による侵襲、合併症がある。

参考文献 ━━━

1）Hoekstra CE, Rynja SP, van Zanten GA, et al. Anticonvulsants for tinnitus. Cochrane Database of Systematic Reviews. 2011；(7)：CN-00811683.

2）Baldo P, Doree C, Molin P, et al. Antidepressants for patients with tinnitus. Cochrane Database of Systematic Reviews. 2012；9：CN-01157865.

3）Kallio H, Niskanen ML, Havia M, et al. I.V. ropivacaine compared with lidocaine for the treatment of tinnitus. British journal of anaesthesia. 2008；101(2)：261-5.

4）Jastreboff PJ. 25 years of tinnitus retraining therapy. HNO. 2015；63(4)：307-11.

5）Cima RF, Maes IH, Joore MA, et al. Specialised treatment based on cognitive behaviour therapy versus usual care for tinnitus：a randomised controlled trial. Lancet. 2012；379(9830)：1951-9.

6）Martinez-Devesa P, Perera R, Theodoulou M, et al. Cognitive behavioural therapy for tinnitus. Cochrane Database of Systematic Reviews. 2010；(9) CD005233.

7）Maes IH, Cima RF, Anteunis LJ, et al. Cost-effectiveness of specialized treatment based on cognitive behavioral therapy versus usual care for tinnitus. Otology & neurotology. 2014；35(5)：787-95.

8）Olze H. Cochlear implants and tinnitus. HNO. 2015；63(4)：291-7.

9）Andersson G, Stromgren T, Strom L, et al. Randomized controlled trial of internet-based cognitive behavior therapy for distress associated with tinnitus. Psychosomatic medicine. 2002；64(5)：810-6.

10）Weise C, Heinecke K, Rief W. Biofeedback for chronic tinnitus - Treatment guidelines and preliminary results regarding their efficacy and acceptance. Verhaltenstherapie. 2007；17(4)：220-3.

11）Tass PA, Adamchic I, Freund HJ, et al. Counteracting tinnitus by acoustic coordinated reset neuromodulation. Restorative neurology and neuroscience. 2012；30(2)：137-59.

12）Tunkel DE, Bauer CA, Sun GH, et al. Clinical practice guideline：tinnitus. Otolaryngol Head Neck Surg. 2014；151 (2 Suppl)：S1-S40.

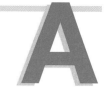

question

耳鳴りの治療で生活の質は改善しますか？

answer

耳鳴りの苦痛度を示す質問票の結果は、生活の質（QOL）と関連があり[1]、耳鳴りの苦痛度が改善すると QOL が改善することがわかっています。
したがって耳鳴りの治療を行うことには意味があります。

　一般的に、耳鳴りに伴う QOL 低下は、TQ、THI、TRQ、SF-36 などの質問票により評価されますが、適切な耳鳴り治療で耳鳴り患者さんの QOL 改善が期待できます。（推奨度 1B）

　耳鳴り治療と QOL について記載のある研究を解析したところ、慢性の耳鳴りに対する治療効果は、①耳鳴りの大きさなど耳鳴り自体への効果、と②耳鳴りに随伴する不眠、うつ、不安などの諸症状ならびに、その結果障害される行動なども含めた QOL に対する効果に分けて考えることができます。

　①については、耳鳴りの大きさ、など耳鳴りの主観的性質の改善を期待できる治療法は確立されていません。治療により耳鳴りの改善が認められた場合は、一般に QOL も改善しますが、耳鳴り自体の改善を認めなくとも、QOL は改善することができます（p. 150：第 13 章参照）。例えば、認知行動療法の主な効果は QOL に対する効果であり、耳鳴り自体への効果は確立していません。

　耳鳴りが悪化すると睡眠障害、うつ、不安などを起こすことが知られており、さらにこれらの精神障害が耳鳴りをより重症化させて悪循環に陥ることが知られています。したがって耳鳴りを改善させることで、上記のような悪循環を予防することが可能となります。その結果、QOL も改善することになります。

【耳鳴りの苦痛度を表す THI については p. 164 を参照してください。】

参考文献

1) 大政遥香, 神崎晶, 高橋真理子, 佐藤宏昭, 和田哲郎, 川瀬哲明, 内藤泰, 村上信五, 原晃, 小川郁, Tinnitus handicap inventory 耳鳴苦痛度質問票改訂版の信頼性と妥当性に関する検討　Audiology Japan. 2019 年 62(6) p. 607-614.

第**5**章

耳鳴りの
薬物療法について

Q 耳鳴りの薬物療法の目的は なんですか？

answer

A

耳鳴りに対する薬物療法は、①耳鳴りそのものに対する
治療（内耳機能の改善を期待する治療）、あるいは、②
耳鳴りの苦痛に対する治療（耳鳴りの軽減・抑圧、耳鳴りによる苦痛度を
軽減する治療）を目指して行われます。
また、③耳鳴りに併せて起こる疾患の治療を介して、間接的に耳鳴りの難
治化、重症化を抑えることを目指して薬物療法が行われることもあります。

　①耳鳴りそのもの、あるいはその原因となる耳の病気の改善を期待する治療薬と
して、ビタミン製剤、血流改善薬、血管拡張薬、ステロイド製剤が挙げられます。
耳鳴りの原因となっている耳の病気の回復が期待できるとき（主に急性期）に、こ
れらの治療が行われます。（推奨度2C）

　②耳鳴りの苦痛を軽減する目的の治療薬として、抗けいれん薬、筋弛緩薬、局所
麻酔薬、抗不安薬、抗うつ薬、漢方薬が挙げられます。これらの治療はエビデンス
が低く（効果を示す証拠が少なく）、副作用の問題もあります。効果が認められな
い時には、漫然と投与することは避けた方がよいでしょう。（推奨度2D）

　③耳鳴りに併せて起こる疾患として、不安、うつ、不眠があります。不安に対し
て、精神療法に併せて抗不安薬や抗うつ薬を使うことがあります。うつ病に対し
て、精神科的な介入に併せて十分な量、十分な期間の抗うつ薬が治療の基本になり
ます。不眠に対して、睡眠衛生指導に加えて適切な睡眠薬を用いることがありま
す。これらの併存疾患は放置することなく、きちんと治療を受けることが耳鳴りに
対しても大切です。（推奨度2C）

question 5-2

耳鳴りにステロイドは有効ですか？

answer

耳鳴りの原因には、突発性難聴など急に聞こえが悪くなる病気（急性感音難聴）があります。ステロイドは急性感音難聴に対して標準的に用いられる薬剤です。難聴が発症した時、できるだけ早くステロイドを開始し、難聴の改善を目指して治療を行います。一方、3カ月以上持続する慢性の耳鳴りに対しては、ステロイドの治療効果は認められておりません。副作用のリスクもあり、耳鳴りに対する投与は推奨されておりません。

　急激に難聴が生じる病気では、ステロイドは最も標準的に用いられる薬剤です。内服や点滴で全身投与することも、鼓室内（鼓膜の奥）への局所投与をすることも両方とも用いられています。ただし、治療は発症から2週間以内が推奨[1]されており、長期間経過した難聴が改善するわけではありません。

　慢性の耳鳴りに対する治療効果は認められていません。ステロイドとプラセボ（偽薬）と比較した臨床試験では、効果は示されませんでした[2]。一部、他の薬剤との併用で有効性を報告したもの[3]はありますが、少なくともステロイドだけでは治療効果は認められないといえます。

　ステロイドによる全身的なさまざまな副作用のリスクも考慮して、耳鳴りに対する投与は推奨されません。（推奨度2D）

参考文献

1）一般社団法人日本聴覚医学会. 急性感音難聴診療の手引き2018年版. 金原出版, 2018.
2）Topak M, Sahin-Yilmaz A, Ozdoganoglu T et al. Intratympanic methylprednisolone injections for subjective tinnitus. J Laryngol Otol. 2009；123：1221-1225.
3）Elzayat S, El-Sherif H, Hegazy H, et al. Tinnitus：Evaluation of intratympanic injection of combined lidocaine and corticosteroids. ORL. 2016；78：159-166.

5-3

耳鳴りにビタミン剤は有効ですか？

answer

> ビタミン製剤は末梢神経障害に対する治療効果を目的に投与されます。中でも、ビタミン B_{12} 製剤が神経に成分が届きやすく、副作用が少ないことから、耳の機能改善を期待して投与される場合があります。
>
> しかし、慢性の耳鳴りに対しては効果がみられないとする報告がほとんどです。一部で治療の可能性が示唆されていますが、それはビタミン B_{12} が欠乏しているような特殊な場合に限られるようです。

ビタミンは体の中の代謝を助ける働きを担っています。特にビタミン B_{12} 製剤は神経に成分が届きやすく、副作用が少ないことから、末梢神経障害や難聴に対する治療に用いられています。

ただし、耳鳴りに対する治療効果は一般的には認められておりません[1]。例外的にビタミン B_{12} 不足の特殊な患者さんたちでは耳鳴りの重症度が有意に改善したという研究[2]がありますが、一般的な患者さんたちでの効果は確認されておりません。

副作用のリスクはほとんどありませんが、効果は必ずしも期待できず、慢性の耳鳴りに対して漫然とした長期投与は推奨されません。（推奨度 2D）

参考文献 ----------------------------------

1) Rojas-Roncancio E, Tyler R, Jun HJ, et al. Manganese and Lipoflavonoid Plus(®) to Treat Tinnitus：A Randomized Controlled Trial. J Am Acad Audiol. 2016；27：661-668.
2) Singh C, Kawatra R, Gupta J, et al. Therapeutic role of Vitamin B12 in patients of chronic tinnitus：A pilot study. Noise Health. 2016；18：93-97.

question

5-4

耳鳴りに亜鉛・マンガンは有効ですか？

answer

A

亜鉛やマンガンは微量元素の１つです。生体内で酵素の働きなどに関係し、生命活動に不可欠のものです。微量元素の中でも、特に亜鉛やマンガンは重要な働きをしています。そのような微量元素が不足した時には聴覚にも障害が起こる可能性が考えられ、効果を調べる研究が行われました。

しかし、耳鳴り治療における効果は認められず、投与しないことを推奨します。

　亜鉛やマンガンは必須微量元素とよばれ、生体内で重要な役割を担っています。その欠乏症ではさまざまな機能障害や生死にも関わることがあり、薬物療法として外部から補う必要が生じます。

　亜鉛やマンガンの働きの１つとして聴覚機能への関与も示唆[1]されていますが、耳鳴りに対する治療効果は認められません[2]でした。

　医師による投薬以外に、サプリメントとして摂取する方もいらっしゃるかと思いますが、微量元素には欠乏による症状だけでなく、過剰による障害が出ることもあるため注意が必要です。耳鳴りに対する投与は推奨されません。（推奨度 2D）

参考文献 ◼━ ◼━ ◼━ ◼━ ◼━ ◼━ ◼━ ◼━ ◼━ ◼━ ◼━ ◼━ ◼━ ◼━ ◼━

1) Person OC, Puga ME, da Silva EM, et al. Zinc supplementation for tinnitus. Cochrane Database Syst Rev. 2016 Nov 23；11(11)：CD009832.
2) Coelho C, Witt SA, Ji H, et al. Zinc to treat tinnitus in the elderly：a randomized placebo controlled crossover trial. Otol Neurotol. 2013 Aug；34(6)：1146-1154.

Q 耳鳴りに向精神薬は有効ですか？

answer

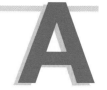

向精神薬とは、脳などの中枢神経系に作用し精神神経活動に影響を与える薬を指します。主な薬として、抗うつ薬、抗不安薬、睡眠薬などがあります。
いくつかの薬剤では耳鳴り治療に効果が期待できると評価されていますが、副作用も少なくないので注意が必要です。医師の判断の下、適切に薬物治療が行われる必要があります。

　耳鳴りが治りにくくなる原因として、うつ、不安、不眠があげられます（p. 134：Q12-1 参照）。うつ、不安、不眠による悪循環で耳鳴りが重症化してしまった時、それぞれに対する適切な精神科的治療や指導と併せて、以下のような向精神薬を用いた薬物療法が用いられることがあります。それらが耳鳴り改善のきっかけになる可能性が期待されます。(推奨度 2C)

　抗うつ薬について、うつ症状を伴う耳鳴りで困っている場合、効果が期待できる薬剤として抗うつ薬[1] が挙げられます。もちろん、精神科などの専門科との協力が大切です。

　抗不安薬あるいは抗てんかん薬について、耳鳴りに対する効果のエビデンス（効果を示す証拠）は極めて限られています。さらに、ふらつきが長時間続くなど副作用の問題から積極的な使用は奨められません[2]。近年の不安障害の治療は、抗不安薬よりも比較的新しい抗うつ薬を用いることが推奨[3] されており、不安症状を伴う耳鳴りの患者さんにも同様に抗うつ薬が有効かもしれません。

　睡眠薬について、従来から用いられていた代表的な薬剤は抗不安薬と同系統のものが多く、副作用や依存性の問題から耳鳴り治療には推奨されません。一方、近年開発された睡眠薬は従来の睡眠薬とは作用が異なり、副作用が少なく、安全に使うことができます。新しい薬剤でエビデンス（効果を示す証拠）はまだ十分ではありませんが、耳鳴りに関連した睡眠障害の改善効果[4] が期待されます。

参考文献 ══

1）Hoare DJ, Kowalkowski VL, Kang S, et al. Systematic review and meta-analyses of randomized controlled trials examining tinnitus management. Laryngoscope. 2011；121：1555-1564.

2）Jufas NE, Wood R. The use of benzodiazepines for tinnitus：systematic review. J Laryngol Otol. 2015；129 Suppl 3：S14-22.

3）Bandelow B, Zohar J, Hollander E, et al. World Federation of societies of Biological Psychiatry（WFSBP）guidelines for the pharmacological treatment of anxiety, obsessive-compulsive and post-traumatic stress disorders first revision. World J Biol Psychiatry. 2008；9：248-312.

4）Miroddi M, Bruno R, Galletti F, et al. Clinical pharmacology of melatonin in the treatment of tinnitus：a review. Eur J Clin Pharmacol. 2015；71：263-270.

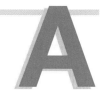

耳鳴りに血管拡張薬、抗凝固薬、血流改善薬は有効ですか？

answer

血管拡張薬、抗凝固薬、血流改善薬は、内耳の末梢循環を改善させることにより内耳機能が回復することを期待して投与されます。
その結果、耳鳴りに効果を認めたという報告がありますが、それぞれの報告は小規模であり、それらに続く新しい報告も出てきておらず、確固たるエビデンス（効果を示す証拠）があるとは言えません。また、有効と報告のある薬剤でも、日本では耳鳴り治療に対する保険適用がありません。

　血管拡張薬、抗凝固薬、血流改善薬のいずれも、内耳への血液供給を増加させる作用があり、内耳機能の回復と耳鳴りの改善を期待して治療に用いられる場合があります。有効性を示した研究がいくつか[1,2,3]あり，可能性は期待されますが、それぞれは小規模な人数の検討にとどまり、その後、新たな大規模な研究報告は出てきておりません。有効とする根拠は不十分と言わざるを得ません。

　また、有効という研究のある薬剤でも、耳鳴りの治療に用いることは日本の保険診療で認められていないという問題もあります。ある程度の効果がある可能性は否定できませんが、投与は推奨されません。(推奨度 2D)

参考文献

1) Yilmaz I, Akkuzu B, Cakmak O, et al. Misoprostol in the treatment of tinnitus：a double-blind study. Otolaryngol Head Neck Surg. 2004 May；130(5)：604-10.
2) Akkuzu B, Yilmaz I, Cakmak O, et al. Efficacy of misoprostol in the treatment of tinnitus in patients with diabetes and/or hypertension. Auris Nasus Larynx. 2004 Sep；31(3)：226-32.
3) Mora R, Salami A, Barbieri M, et al. The use of sodium enoxaparin in the treatment of tinnitus. Int Tinnitus J. 2003；9(2)：109-11.

question

耳鳴りに漢方薬は有効ですか？

answer

漢方薬の中ではイチョウ葉エキスと蜂の子についての研究があります。イチョウ葉エキスについては、耳鳴りに対して有効という証拠は認められません。蜂の子についてはわずかな報告しかなく有効性の判断はできません。

　漢方薬の中では、イチョウ葉エキスが最も検討されています。一部の研究[1,2]では効果を認めたとしていますが、はっきりした効果があったかは不明です。より新しい大規模な研究報告[3]では、副作用は低いものの、耳鳴りに効果は認められませんでした（推奨度2D）。

　蜂の子についてはわずかな報告[4,5]があるのみで、有効性の判断はできません。ただし、それらの研究では軽度の耳鳴りとうつ症状に対する効果を示しており、補完療法の選択肢の1つになる可能性は考えられます。

参考文献

1) Meyer B.［Multicenter randomized double-blind drug vs. placebo study of the treatment of tinnitus with Ginkgo biloba extract］. Presse Med. 1986 Sep 25；15(31)：1562-4.
2) Morgenstern C, Biermann E. The efficacy of Ginkgo special extract EGb 761 in patients with tinnitus. Int J Clin Pharmacol Ther. 2002 May；40(5)：188-97.
3) Hilton MP, Zimmermann EF, Hunt WT. Ginkgo biloba for tinnitus. Cochrane Database Syst Rev. 2013 Mar 28；(3)：CD003852.
4) Aoki M, Wakaoka Y, Hayashi H, et al. Effect of lyophilized powder made from enzymolyzed honeybee larvae on tinnitus-related symptoms, hearing levels, and hypothalamus-pituitary-adrenal axis-related hormones. Ear Hear. 2012；33：430-6.
5) Aoki M, Fukushima S, Ohkuma A, et al. Significant Symptomatic Benefit of the Enzymolyzed Honeybee Larvae for Patients with Mild Self-perceived Tinnitus Handicap：A Double-blind Placebo-controlled Trial. 薬理と治療. 2015；43：507-514.

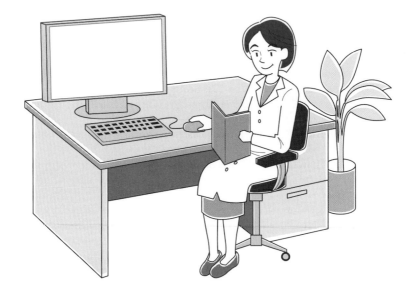

第6章

耳鳴りの
音響療法について

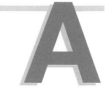

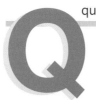

question

耳鳴りの音響療法とは
どのような治療方法ですか？

answer

音を用いた治療法です。周囲の環境音を豊かにする方法
やマスカー療法、耳鳴再訓練法（Tinnitus Retraining
Therapy：TRT）などが含まれます。

　ヒトの脳には、音に対する感度を周囲の音のレベルに応じて変化させる機能があ
ります。このため、自分の周りの音が入ってこないと脳は活性化し、音を大きく聞
き取ろうとする働きが生まれます。この大きく聞こうとする脳の機能が過剰に働く
と耳鳴りが起こると考えられています。このため、聞こえが正常な人でも、音の全
くない響かない部屋（無響室）に2〜3分いると、ほとんどの人で耳鳴りが起こり
ます。難聴がある方はとくに脳に届く音の量が少なくなるため、この大きく聞こう
とする脳の機能が活性化しやすく、耳鳴りが起こりやすいと考えられています。

　このように、脳に届く音の量が少ないことによって起こる脳の活性化が耳鳴りの
原因の一つと考えられています。したがって、脳に届く音の量を増やしてあげるこ
とが耳鳴りの治療になります。音響療法は、脳に届く音の量を増やしてあげる治療
法です。静寂を避けたり、音楽を聴いたりする方法も音響療法に含まれます。

　音響療法の効果は、脳の過度な活性化に対する効果の他にも、マスキング（他の
音にさえぎられて耳鳴りが聞こえなくなること）、耳鳴りへの順応、ストレスや緊
張を和らげる効果、耳鳴りから注意をそらす効果、リラックス効果などがありま
す。具体的な方法は、次のページ以降で紹介しますが、静寂を避ける方法、環境音
楽を聴く方法、マスカー療法、補聴器やサウンドジェネレーターを用いたTRT療
法が含まれます。

question

Q 環境音を聞くことは 耳鳴りの治療に有効ですか？

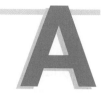

answer

自分の周囲の音が豊富になるような環境を作ったり、CD などの環境音楽を聴いたりすることは、耳鳴りの治療に有効であると考えられています。（推奨度 2C）

　　自分の周囲の音が豊富になるような環境を作ったり、CD などの環境音楽を聴いたりすることは難聴の自覚がなく、日常生活への支障が低い方には有効な方法と考えられています。

　　耳鳴りは自分の周囲の音の量によって変化することが知られています。特に、静寂な環境にいると耳鳴りが大きくなることが知られています。例えば、寝る前や朝起きた直後は、周りの音が少ないため耳鳴りを強く感じる人が多いです（**図 Q6-2**）。

　　このため、静かな環境を避けることは耳鳴りの治療に有効と考えられています。静寂を避ける方法は、簡単な方法としてはテレビやラジオ、CD など続けやすい音をかける方法があります。積極的な耳鳴りの治療に用いる場合には、低音から高音まで多く含まれる音がよいと考えられています（p. 90：Q6-3 参照）。

　　ただし、これらの方法は難聴がある方や日常生活への支障が大きい方には、治療効果が不十分な可能性があります。補聴器（p. 96：Q7-1〜4 参照）やサウンドジェネレーター（p. 103：Q7-5, 6 参照）を用いた方法をおすすめします。

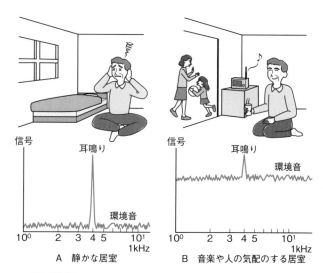

図 Q6-2 周囲の音量による耳鳴りの感じ方の変化

question
耳鳴りの治療によい音には どのような音がありますか？

answer
A

不快に思わない音、簡単に慣れてリラックスできる音、長時間聴くことができる音、意識に残らない音、聞き流せる音がよいと考えられています。

　反対に不快に思う音は、一時的に効果があったとしても、続けることが難しく、また、ストレスになってしまうために適していません。歌詞がある曲、抑揚が強い音、耳鳴と重なる音、旋律を追うことができる曲は適していないと考えられています。

　音の大きさは、耳鳴りを完全に覆ってしまう大きさにならないように注意しましょう。耳鳴りを完全に覆ってしまう大きさの7～8割くらいのボリュームがよいとされています（**図 Q6-3**）。小さすぎる音でも効果が見込めません。

　上記の条件を満たし、耳鳴りが小さく感じられる効果がある音であれば音源はなんでもかまいません。簡単に手に入り試していただきたい音としては下記のようなものがあります。

> **ラジオの雑音**
> **自然環境音（滝の音など）の CD**

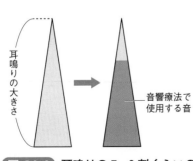

図 Q6-3 耳鳴りの 7～8 割くらいの ボリュームの音で覆う

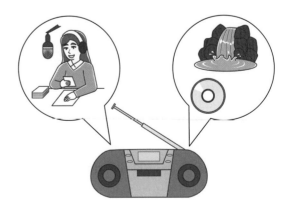

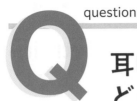

耳鳴りのマスカー療法とは
どのような治療方法ですか？

answer

耳鳴りの音を雑音を用いて覆い隠し（遮蔽、マスキング）、一時的に耳鳴りが聞こえなくすることを目標とした治療方法です。雑音を聞かなくなったあとも一定時間、耳鳴りが抑制される効果があることが知られています（後抑制）。1970年代に、報告されました。[1,2]

　さまざまな種類の耳鳴りの音に関する検査を行い、その結果によって得られた耳鳴りの音を覆い隠せる雑音を選びます。選んだ雑音を、耳鳴りを覆い隠せる音の大きさで2時間聴きます[3]。この方法は、一定の効果が得られますが、その後再度耳鳴りが生じてしまい、効果は一定時間にとどまります。このため、現在は、耳鳴りに対する馴れを目的として、耳鳴り全部を覆い隠すのではなく、部分的に覆い隠す（部分マスキング）方法であるサウンドジェネレーターを用いた治療が一般的となっています（p. 103：**Q7-5**、p. 105：**Q7-6** 参照）。

参考文献 ━━━━━━━━━━━━━━━━━━━━━━━━━━

1）Feldmann H. Homolateral and contralateral masking of tinnitus by noise band abd by pure tones. Audiology. 1971；10：138-144.
2）Vernon JA, Schleuning A. Tinnitus：a new management. Laryngoscope. 1978；88（3）：413-419.
3）神尾友和，相原康孝：耳鳴のマスカー治療. 耳鼻咽喉科・頭頸部外科 MOOK No. 22 耳鳴. 1992；107-111.

耳鳴りの TRT (Tinnitus Retraining Therapy) とはどのような治療方法ですか？

耳鳴りを消失させるのが目的ではなく、順応することで耳鳴りに対する苦痛を軽減させる治療方法です。近年新しい治療方法として注目され、日本でも急速に普及している治療方法です。1980 年代後半に、Jastreboff 医師により提唱されました。[1,2]

　TRT を理解するために、まず耳鳴りの神経生理学的モデルについて説明します。脳が耳鳴りを過去の記憶や感情などにより危険な音・注意を要する音として意識することによって、耳鳴りが意識にのぼります。これによって、記憶や感情にかかわる脳の一部（大脳辺縁系）が刺激されることにより、不安やいら立ちが生じます。さらには、自律神経系も影響を受けて、自律神経に関する症状が生じるようになってしまいます。この結果、さらに耳鳴りを危険なものとして脳が判断してしまい、優先的に耳鳴りの音を意識するようになっていきます。こうして、耳鳴りの悪循環に陥ってしまいます。

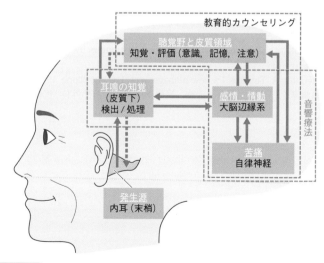

図 Q6-5 耳鳴りの神経生理学的モデルと TRT のカバーする領域

　TRT は、教育的カウンセリングと音響療法により、この悪循環を起こさせないようにする治療方法です（p. 65：Q4-4、p. 68：Q4-6 参照）。

　TRT の治療を進めるためには、まず、教育的カウンセリングを受けて、しっかりと聞こえの仕組みや耳鳴りの発生のメカニズム、耳鳴り治療の目標などを理解する必要があります。

　教育的カウンセリングと併用して、音響療法を行います。TRT の音響療法の目的は、耳鳴りをゼロにすることを目標にするのではなく音により相対的に耳鳴りを感じる強さを減少させて、耳鳴りに対して順応するようにすることです。音響療法の具体的な方法は、難聴があるかないか、耳鳴りによる日常生活に対する支障の強さなどを参考に患者さんごとに変わってきます。具体的な音響療法としては、環境音やサウンドジェネレーター、補聴器などがあります（**表 Q6-5**）。

表 Q6-5　TRT カテゴリー分類

	聴覚過敏	音暴露による増悪	自覚的難聴	日常生活に対する支障度	音響療法（全例カウンセリング施行）
0	－	－	－	低い	静寂をさける 環境音楽
1	－	－	－	高い	サウンドジェネレーター
2	－	－	有	高い	補聴器
3	有	－	無関係	無関係	サウンドジェネレーター 苦痛にならない程度の音の大きさからはじめる
4	無関係	有	無関係	無関係	サウンドジェネレーター 聴覚閾値と同程度の音の大きさからはじめる

（日本聴覚医学会編『耳鳴診療ガイドライン 2019 年版』p. 54 より引用）

参考文献

1）Jastreboff PJ. Phantom auditory perception（tinnitus）：mechanisms of generation and perception. Neurosci Res. 1990；8：221-254.
2）Jastreboff PJ, Jastreboff MM. Tinnitus Retraining Threrapy（TRT）as a Method for Treatment of Tinnitus and Hyperacusis Patients. J Am Acad Audiol. 2000；11：162-177.

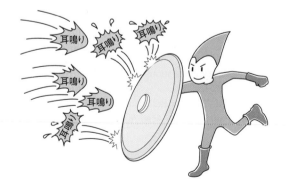

第 7 章

耳鳴りと補聴器、
サウンドジェネレーター
について

補聴器とは
どのようなものですか？

answer

A

> 補聴器は、聞こえを助けることを目的とした携帯用の装
> 置で、管理医療機器です。一般的に、ふつうの声の大き
> さで話される会話が聞き取りにくくなったときに、補聴器を通して音を大
> きく伝えることにより聞こえやすくするためのものです。

　補聴器は、以前はアナログ回路により音を増強するアナログ補聴器が用いられて
いましたが、技術の向上に伴い 1990 年代よりデジタル回路による「デジタル補聴
器」が開発され、現在はほとんどがデジタル補聴器となっています。

　デジタル補聴器は、マイクから出力されたアナログ信号（A）をA/D 変換器でデ
ジタル信号（D）に変換し、この信号をデジタル演算処理装置により信号処理を行
い、再び D/A 変換器によりアナログ信号に戻してイヤホンから音として出力しま
す（**図 Q7-1-1**）。このデジタル化の技術により、装用者の聴力や使用環境に合わせ
て、細かく調整をすることができるようになりました。デジタル補聴器の主な機能

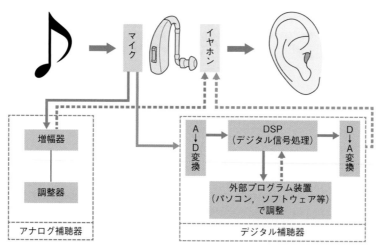

図 Q7-1-1 アナログ補聴器とデジタル補聴器の違い

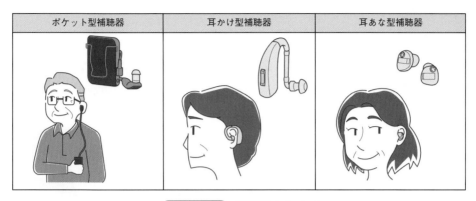

| ポケット型補聴器 | 耳かけ型補聴器 | 耳あな型補聴器 |

図 Q7-1-2 補聴器のタイプ

は、ノンリニア増幅機能（小さな音から大きな音まで自動的に音を増幅する度合い
を調整）、ハウリング抑制機能（補聴器からでるピーピー音を抑える）、雑音抑制機
能（音声の聞き取りを阻害する雑音を抑制）、指向性機能（正面以外の周囲の音を
低減）などがあります。

　補聴器の主なタイプは、耳かけ型、耳あな型、ポケット型の3種類です（**図
Q7-1-2**）。難聴の程度に応じて、軽度用のものから重度用まであります。聞こえの
程度の他に、使う場面や手先の動きなどの操作性により、適した補聴器を選択する
ことがよいでしょう。価格には大きな開きがありますが、高ければよいというもの
でもありません。

　現在、耳鳴り治療に用いられる「複合補聴器」（耳鳴り治療器付き補聴器）もあ
ります。これは、耳鳴り治療に用いる器機である「サウンドジェネレーター」を搭
載している補聴器です。このサウンドジェネレーターで聞こえる音は、補聴器メー
カーにより異なりますがノイズや音楽などがあります。

　補聴器は、法律上の管理医療機器で、販売する場合は許可と管理者の届け出が必
要となっています。また、複合補聴器（耳鳴り治療器付き補聴器）は、耳鳴りの治
療に用いられる補聴器であるため、補聴器販売店が独自に販売、調整することはで
きません。医師の指示と診察が必要です。

【補聴器の相談や購入については p. 100：Q7-3 補聴器はどのように購入すればよいです
か？参照。】

question

Q 耳鳴りに補聴器は有効ですか？

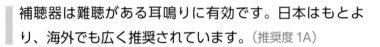

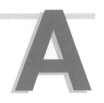

answer

補聴器は難聴がある耳鳴りに有効です。日本はもとより、海外でも広く推奨されています。（推奨度 1A）

　補聴器は、難聴がある耳鳴りに有効であり、日本の『耳鳴診療ガイドライン2019年版』においても推奨されています[1]。同様に、ドイツ、オランダ、スウェーデン、アメリカの耳鳴診療ガイドラインにおいても、難聴を伴う耳鳴りに補聴器が推奨されています[2]。例えばアメリカでは、耳鳴りを伴う難聴で補聴器が有益であるのなら、軽度難聴でも高度な一側性難聴であってもよいとしています。

　補聴器による「音響療法」が適している人は、耳鳴りがあり自分で聞こえにくさを感じていることが目安になりますが、難聴があっても自分ではあまり感じていないこともあります。聞こえの検査で軽度以上の難聴がある場合は、補聴器による音響療法の対象となります。TRT のカテゴリー分類では、自覚的難聴があり、日常生活に対する耳鳴りの支障度が高い場合の音響療法に補聴器を用いるとされています[3] が、耳鳴りの支障度が高くなくても補聴器の対象となります。

　耳鳴りに対する補聴器の目的は、難聴により脳へ音の信号が届かなくなったことの代償の反応（脳の過剰な興奮）である耳鳴りに対して、補聴器を通して音を入力しその興奮をおさえて耳鳴りを改善することです。補聴器による音響療法の効果は、補聴器から音を入力することにより脳の過剰な興奮をおさえる効果、補聴器を通して周囲の生活雑音が入ることにより耳鳴りを部分的にさえぎる効果、補聴器により会話の声が聞きとれるようになりストレスや疲労感が軽減される効果、聞こえることにより会話を楽しむことや周囲に意識がいくようになる効果などがあります[4,5]。

　海外では、補聴器と「複合補聴器」（耳鳴り治療器付き補聴器）の研究が行われておりますが、両者ともに有効であるが、両者に効果の差はなかったと報告されています[6]。それらをまとめて検証した研究でも、データ不足や方法論的な問題から

高いエビデンスを示すことができなかったが、補聴器の効果を否定するものではないとしています[7,8]。補聴器の有効性は国内外で多く報告されており、難聴がある耳鳴りには補聴器による音響療法がすすめられます。

　補聴器と複合補聴器の比較では、効果の差がなかったという研究があります[6]、複合補聴器は耳鳴りによる日常生活に対する支障度が高い人に好まれることがあります。機種選択に迷う場合は、試聴して決めることが可能です。

　補聴器による音響療法においても、耳鳴りを理解するための教育的カウンセリングとともに行うことがすすめられます。

参考文献

1) 日本聴覚医学会編：耳鳴診療ガイドライン 2019 年版. 金原出版，2019.
2) Fuller TE Haider HF Kikidis D et al：Differential teams same conclusions? A systematic review of existing clinical guidelines for treatment of tinnitus in adults. Frontier Psychol. 2017；22；8：206. doi：10.3389/fpsyg.2017.00206.
3) Jastreboff PJ Jastreboff MM. Tinnitus Retraining Threrapy（TRT）as a Method for Treatment of Tinnitus and Hyperacusis Patients. J Am Acad Audiol. 2000；11：162-177.
4) Searchfield GD. Hearing aids and Tinnitus. Tinnitus treatment（ed. R. Tyler）New Yourk：Thime.
5) Del Bo Ambrosetti U. Hearing aids for treatment of tinnitus. Progress in brain research. 2007. 166：341-5.
6) Henry JA Frederick M Sell S et al. Validation of a novel combination hearing aid and tinnitus therapy device. Ear Hear. 2015；36（1）：42-52.
7) Hobson Jonathan Chisholm Edward El Refaie Amr. Sound therapy（masking）in the management of tinnitus in adults. Cochrane Database of Systematic Reviews. 2012；（11）. CD006371.
8) Hoare DJ Edmondson-Jones M Sereda M et al. Amplification with hearing aids for patients with tinnitus and co-existing hearing loss. Cochrane Database Syst Rev. 2014；31（1）：CD010151. doi：10.1002/14651858.

補聴器はどのように購入すればよいですか？（補助について含む）

> 補聴器の購入は、日本耳鼻咽喉科学会認定の補聴器相談医から、認定補聴器専門店、認定補聴器技能者へ「補聴器適合に関する診療情報提供書」により紹介をうけることをおすすめします。

　補聴器を購入する前に、自身の耳の状態の診断を受ける必要があります。というのも、聞こえにくい原因として、耳あかや、滲出性中耳炎や慢性中耳炎などの耳の病気のことがあるからです。これらは、耳の処置や手術にて聞こえがよくなる可能性があります。また、治療が必要となる聴神経腫瘍などが見つかることもあります。耳鳴りが主な症状であっても同じです。まず耳鳴りや難聴の原因となる病気について、耳鼻咽喉科を受診して診察や正確な聞こえの検査を受け、補聴器による音響療法について相談していきましょう。

　補聴器による音響療法の対象であれば、耳鼻咽喉科医・言語聴覚士・補聴器認定技能士などとともに補聴器の試聴と調整を行い、耳鳴りへの効果、聞き取りの効果を確認して購入となります。補聴器による耳鳴りの音響療法は、耳鳴りの治療のために行うものですので、耳鼻咽喉科医の診察とともに補聴器を適合していくことが重要です。

　補聴器の購入は、日本耳鼻咽喉科学会認定の補聴器相談医から、認定補聴器専門店、認定補聴器技能者へ「補聴器適合に関する診療情報提供書」により紹介をうけることをおすすめします。認定補聴器専門店は、公益財団法人テクノエイド協会が、認定補聴器専門店業務運営基準に適合していると認定した補聴器販売店であり、専門的な知識および技能を習得して認定された認定補聴器技能者が常勤している店舗です。その連携の目的は、装用者が有効な補聴器を適正に選択して購入することができるようになるためです。また、複合補聴器（耳鳴り治療器付き補聴器）は、耳鳴り治療に用いられる補聴器であるため、補聴器販売店が独自に販売、調整

することはできません。医師の指示と診察が必要です。

　また、聴覚障害の身体障害に該当する場合、障害者総合支援法で補装具費の支給を受けることができます。補装具費は原則として基準額の9割が支給され、1割が自己負担額となります。また、聴覚障害の身体障害に該当しない指定難病の患者さんでも、高度難聴と同程度の症状であるのなら、補装具費の支給対象となり得ます。補聴器購入は、日本耳鼻咽喉科学会が認定した補聴器相談医を受診し、認定補聴器専門店で購入すると、医療費控除（一般的に支出される水準を著しく超えない部分の金額）の対象となります。

　補聴器の価格は大きな開きがありますが、高ければよいというものではありません。正しく調整されているかどうかが重要です。

　補聴器の購入に際し、機能や価格、福祉制度などについて疑問があれば、補聴器相談医に相談しましょう。

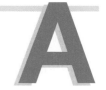
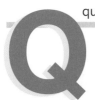

question

補聴器を購入したあとは
どのように使えばよいですか？

answer

補聴器の装用を継続することが大切です。定期的な診察や点検を受けましょう。

　補聴器の適合が終わって購入したあとも、耳鳴りや難聴のために、補聴器装用を継続することが大切です。補聴器装用を継続することにより、音を脳に届けることができるため、難聴と耳鳴りに対するリハビリテーションになるといえるからです。そして、装用を継続することにより補聴器になれていくことができます。

　また、補聴器を購入した後も、耳鼻咽喉科医の定期的な診察と補聴器の点検を受けましょう。定期的な診察において、①耳の中の状態（耳あかがあると補聴器に使う耳栓がつまったり、聞こえに影響したりすることがある）、②聞こえの状態（聞こえが低下していることがないか）、③補聴器の効果（補聴器の出力が低下していることはないか、補聴器での聞き取りが低下していないか）などを継続して確認していく必要があるからです。補聴器の適合が終わった後も3ヵ月に1回の聞こえの管理と調整を継続した結果、聞き取りの改善がみられる例があったという研究もあります[1]。診察の頻度は、ご自身の耳の状態により異なります。補聴器装用により耳鳴りと聞き取りがよくなったと感じても、定期的な診察を受けるようにしましょう。

　また、補聴器の定期的な点検も重要です。補聴器は汗や皮脂などによる汚れやさびが、補聴器の劣化や故障につながります。クリーニングやメインテナンスをしっかり行っていくことにより、補聴器を長く使用できるようになります。

参考文献

1) 斎藤真，新田清一，鈴木大介ら．補聴器診療における定期的・長期的な聴覚管理の意義について．Audiology Japan 58, 660〜665, 2015.

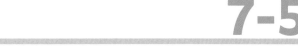

question

耳鳴りの治療に使われる サウンドジェネレーターとは どのようなものですか？

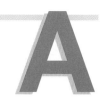

answer

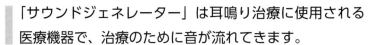

「サウンドジェネレーター」は耳鳴り治療に使用される 医療機器で、治療のために音が流れてきます。

　ここでいう「サウンドジェネレーター」とは、「耳鳴り治療で用いる医療機器」を指しており、海外では、wearable sound generator といわれることもあります。市販されているサウンド生成装置などを指しているものではありません。

　サウンドジェネレーターは、耳鳴り治療に使用される機器であり、装置から音が流れてくるものです。以前は耳鳴りを完全にさえぎるマスカー療法で使用されておりましたが、現在は、部分的にさえぎる方法により Tinnitus Retraining Therapy（TRT）を含む音響療法の耳鳴治療に用いられています。

　耳鳴りの音響療法の目的と効果は、外部からの音があることにより静寂をさけることができる、音があることにより耳鳴りに気がつきにくくなる、耳鳴り以外の音があることにより安心感が得られる、耳鳴りに対する順応を促進させる、耳鳴りに関連する大脳皮質の再構築と活性化をうながすことであります。耳鳴りを消失させるものではありません（p. 88：Q6-1 参照）。

　日本で耳鳴り治療に用いられるサウンドジェネレーターは、耳かけ型が一般的で、補聴器のような形状です。しかし、補聴器機能は搭載していないため、聞き取りの改善がよくなるものではありません。サウンドジェネレーターが発生する音は、広帯域ノイズが一般的ですが、機器に搭載されているノイズの種類は各メーカーによります。ノイズの種類は、ホワイトノイズ、ピンクノイズなどがあり、その中から選択可能です。サウンドジェネレーターは1日6時間以上装用をすすめられており、環境音による音響療法では不十分の場合、主に耳鳴りに対する苦痛が強い人や生活への影響が強い人が対象になります[1]。

　サウンドジェネレーターを使用する時のノイズの大きさは、耳鳴りに順応していくことを目的としているため、感じている耳鳴りより少し小さな音とし、耳鳴りを

完全に隠すような大きさにはしないようにすることが大切です[1]。

　さらに重要なことは、サウンドジェネレーターによる音響療法は、ただ装用するだけでは効果は少なく、同時に耳鳴りを正しく理解し誤った認識による不安を軽減することを目的とした耳鳴りの「教育的カウンセリング」も同時に受けることです。

　サウンドジェネレーターは、耳鳴りの治療器機であり法律で医療機関向け管理医療機器と分類されています。したがって、その処方や調整は医療行為となるため、補聴器販売店が独自に処方や調整をすることはできず、耳鼻咽喉科医のもとで行う治療となります。

参考文献 ━━━━━━━━━━━━━━━━━━━━━━━━━━━━━━━━━━━

1）Jastreboff PJ, Jastreboff MM. Tinnitus Retraining Threrapy（TRT）as a Method for Treatment of Tinnitus and Hyperacusis Patients. J Am Acad Audiol. 2000；11：162-177.

question

7-6

サウンドジェネレーターは耳鳴りに有効ですか？

answer

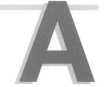

サウンドジェネレーターを用いて音響療法を行うことで有効性がみられたという研究があります。（推奨度 2C）

　ここでいう「サウンドジェネレーター」は、「耳鳴り治療で用いる医療機器」を指しています（p. 103：Q7-5 参照）。

　サウンドジェネレーターの有効性については、TRT（教育的カウンセリングと音響療法）としての研究が多く、サウンドジェネレーター単体での研究はほとんどありません。実際にサウンドジェネレーターは、器械を装着するだけでよいのではなく、同時に耳鳴りや音響療法を理解するための教育的カウンセリングが組み合わされることで治療となります[1]。

　TRT を提唱した Jastreboff は、TRT に関する過去の研究の多くをみると、約80％の有効性を示していたと報告しています[2]。その他、サウンドジェネレーターを用いた TRT の効果は国内外で多数研究されており、有効であるという研究が多くみられています。しかし、研究方法の関係でエビデンス（効果を示す証拠）のレベルが高いとはされておりません[3]。そのため、『耳鳴診療ガイドライン 2019 年版』では「TRT の有効性は認められるが、CD などの環境音楽やノイズジェネレーターなどの効果はデータ不足である」となっています[4]。海外でも、エビデンスの低さから推奨についての意見は分かれています[5]。

　また、音響療法として用いる機器（サウンドジェネレーター、補聴器、複合補聴器）の優劣を示すエビデンスはまだ報告されていませんが、難聴がある場合の音響療法は補聴器が推奨されています。

　日本で 1 日 8 時間以上ノイズジェネレーター（サウンドジェネレーターと同義語）を装用して TRT を行った 95 例の研究では、6ヵ月後の効果判定で有意に改善がみられ、とくに耳鳴りの苦痛度が重症なほど改善がみられたが、6ヵ月後の効果では改善がゆるやかとなっており、難聴への対応の必要性も述べています[6]。ま

た、TRT におけるサウンドジェネレーターの治療効果について 137 例に対して調査した海外の研究では、治療開始 6 ヵ月後の効果判定で耳鳴りの苦痛度などの自覚的な評価で有意な改善がみられ、聴覚過敏を伴う耳鳴りにも有効であったとしています[7]。これらの報告は 6 ヵ月後に効果を判定していますが、1～3 ヵ月後に効果判定を行っている報告も多くあり、それらは 1～3 ヵ月後でも改善がみられると報告しております[8,9]。また、2 年以上長期に経過を見ることができた 33 例の研究では、治療効果は継続する傾向にありますが、耳鳴りが再び増悪する例もあることも述べています[10]。

このように、サウンドジェネレーターを用いた TRT の有効性は多く報告されていますが、前述したとおりエビデンスは高くないため、大規模な研究が必要とされます。

参考文献 ━━━━━━━━━━━━━━━━━━━━━━━━━━━━━━━━━━━━━

1) Jastreboff PJ, Jastreboff MM. Tinnitus Retraining Threrapy（TRT）as a Method for Treatment of Tinnitus and Hyperacusis Patients. J Am Acad Audiol. 2000；11：162-177.
2) P.J. Jastreboff. 25 Years of tinnitus retraining therapy. HNO 2015・63：307-311.
3) Sereda M, Xia J, El Refaie A, Hall DA, Hoare DJ. Sound therapy（using amplification devices and/or sound generators）for tinnitus. Cochrane Database of Systematic Reviews 2018, Issue 12. Art. No.：CD013094.
4) 日本聴覚医学会編：耳鳴診療ガイドライン 2019 年版. 金原出版，2019.
5) Fuller TE, Haider HF, Kikidis D, et al：Differential teams, same conclusions? A systematic review of existing clinical guidelines for treatment of tinnitus in adults. Frontier Psychol. 2017；22；8：206. doi：10.3389/fpsyg.2017.00206.
6) Oishi N, Shinden S, Kanzaki S, et al. Effects of tinnitus retraining therapy involving monaural noise generators. Eur Arch Otorhinolaryngol（2013）270：443-448.
7) Park JM, Kim WJ, Ha JB, et al. Effect of sound generator on tinnitus and hyperacusis. ACTA OTO-LARYNGOLOGICA, 2018 VOL. 138, NO. 2, 135-139.
8) Hatanaka A, Ariizumi Y, Kitamura K. Pros and cons of tinnitus retraining therapy. Acta Oto-Laryngologica, 2008；128：365-368.
9) 高橋真理子，関谷芳正，松田太志ら. TRT 治療成績の検討. Audiology Japan 49, 238-243, 2006.
10) 稲垣洋三，大石直樹，神崎晶ら. 一側性音響刺激を用いた TRT 単独療法の 2 年以上の長期効果. 日耳鼻 117：116-121，2014

第8章

耳鳴りの心理療法
（精神療法）について

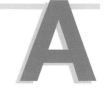

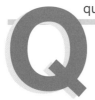

question

耳鳴りの心理療法（精神療法）は有効ですか？

answer

A

| 心理療法の有効性は海外で多数報告されています。特に、認知行動療法の有効性が認められています。

（推奨度 1A）

　耳鳴りで行われる（もしくは過去に行われたことがある）心理療法は、心理カウンセリング、自律訓練法、バイオフィードバック法、認知行動療法などがあります。耳鳴りの心理療法の目的は、耳鳴りに併存する苦痛、うつ、不安、注意、認知の改善が主なものとなるため、その効果はそれらに対するものとなります。[p. 70： **Q4-7 耳鳴りの心理療法（精神療法）にはどのようなものがありますか？**参照]

　心理療法の耳鳴りに対する有効性は、海外において多数報告されています。Andersson らは耳鳴りに対する心理療法として、認知行動療法、リラクゼーション法、睡眠療法、バイオフィードバック法、教育セッション、問題解決法について多くの研究を分析した結果、耳鳴りに対する心理療法は有用であり、特に認知行動療法が有用であると結論づけています[1]。また、耳鳴りの心理療法に対する検証では認知行動療法に関する研究がほとんどですが、認知行動療法の有効性が認められています[2-5]。

　耳鳴りの大きさに関する研究では、認知行動療法により QOL とうつスコアの有意な改善が認められたが、耳鳴りのラウドネス（大きさ）は有意な改善がみられなかったと報告されています[6,7]。また、Grewal らは、認知行動療法と Tinnitus retraining therapy（TRT）の耳鳴り治療の効果について検証を行っています。その結果では、認知行動療法と TRT ともに QOL スコアの改善がみられ、うつ病のスコアについては認知行動療法で改善がみられていました。さらに、認知行動療法と TRT はともに耳鳴りに有効であったが、認知行動療法と TRT の効果の比較では、評価方法が異なるため優位性の判断は困難であったと報告しています[7]。

　なお、海外では、精神科医も耳鳴り治療を行うことがあるため、耳鳴り治療として心理療法が行われますが、日本ではほとんど行われていないのが現状といえます。

参考文献 ▬▬ ▬ ▬▬ ▬▬ ▬▬ ▬▬ ▬▬ ▬▬ ▬▬ ▬▬ ▬▬ ▬ ▬ ▬ ▬

1）Andersson G, Lyttekens L.A meta-analytic review of psychological treatment for tinnitus. Br J audiol. 1999；33：201-210.

2）Hoare DJ, Kowalkowski VL, Kang S, Hall DA. Systematic review and meta-analyses of randomized controlled trials examining tinnitus management. Laryngoscope. 2011；121(7)：1555-64.

3）Hesser H, Gustafsson T, Lunden C, Henrikson O, Fattahi K, Johnsson E, Zetterqvist Westin V, Carlbring P, Maei-Torkko E, Kaldo V, Andersson G.A randomized controlled trial of Internet-delivered cognitive behavior therapy and acceptance and commitment therapy in the treatment of tinnitus. Journal of consulting and clinical psychology. 2012；80(4)：649-61.

4）Nyenhuis N, Golm D, Kroner-Herwig B.A systematic review and meta-analysis on the efficacy of self-help interventions in tinnitus. Cogn Behav Ther. 2013；42(2)：159-69.

5）Andersson G. Clinician-Supported Internet-Delivered Psychological Treatment of Tinnitus. Am J Audiol. 2015；24(3)：299-301.

6）Martinez-Devesa P, Perera R, Theodoulou M, et al. Cognitive behavioural therapy for tinnitus. Cochrane Database of Systematic Reviews. 2010；(9) CD005233.

7）Grewal R, Spielmann PM, Jones SE,et al. Clinical efficacy of tinnitus retraining therapy and cognitive behavioural therapy in the treatment of subjective tinnitus：a systematic review. J Laryngol Otol. 2014；128(12)：1028-33.

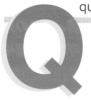

Q 耳鳴りに対する バイオフィードバックとは どのようなものですか？

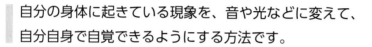

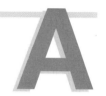

answer

自分の身体に起きている現象を、音や光などに変えて、
自分自身で自覚できるようにする方法です。

　バイオフィードバック法は、患者さんの筋肉の活動や血圧、脈拍、皮膚の温度など通常では自分で自覚することが難しいご自身の体の現象を、センサーにより検出して、音や光などに変換してモニターなどをとおして患者さん自身で自覚してもらう方法（フィードバック法）です。さらに、モニターなどをみながら自覚したご自身の体の現象をコントロールすることによって、治療を進めます。

　筋緊張性頭痛や片頭痛、高血圧などに行われていた治療法ですが、1970年代頃から耳鳴りに対しても応用され始めました。いくつかのバイオフィードバック法の有効性に関する研究がありますが、バイオフィードバック法の耳鳴りに対する効果の有効性は確立はされていません[1]。

文献 —————————————————————————————

1）Andersson G1, Melin L, Hägnebo C, et al. A Review of psychological treatment approaches for patients suffering from tinnitus. Ann Behav Med. 1995；17（4）：357-66.

第9章

耳鳴りの
手術療法について

question

9-2

耳鳴りに人工内耳の手術は有効ですか？

answer

人工内耳は高度難聴のための手術ですが、多くの場合、難聴に伴う耳鳴りもこの手術で軽くなります。ただし、少数ですが術後に耳鳴りが悪化する例もあることには注意しておく必要があります （推奨度 1C）

　耳は鼓膜より外側の外耳、鼓膜の内側の中耳、さらにその奥の内耳に分かれ、外耳や中耳の病気やケガで起こる難聴には基本的に手術や対処法がありますが、内耳の感覚細胞は再生しないので、高度の内耳性感音難聴になってしまった場合、「人工内耳手術」で聴覚を補うことになります。人工内耳は、内耳障害による高度難聴になった場合に、内耳（蝸牛）に、細い多チャンネル電極を挿入して聴こえの神経を電気刺激し、聴覚を獲得（先天性難聴の場合）、あるいは再獲得（後天性難聴の場合）する人工臓器で、その有効性は非常に高く、高度難聴の標準的治療となっています。

　先天性高度難聴の乳幼児が耳鳴りを訴えることはありませんが、いったん聴覚を獲得した後、例えば成人が内耳障害で難聴になると、難聴だけでなく耳鳴りも感じることがほとんどです。上に述べたように、人工内耳は失われた聴覚を取り戻すのに非常に有効ですが、耳鳴りがある場合には同時に耳鳴りも軽減できる例が多いことが分かってきました。人工内耳が生活の質に及ぼす影響についてまとめた報告[1]によると、人工内耳によって46〜95％で耳鳴りの重症度が改善していますが、耳鳴りに関する質問評価がさまざまなのでばらつきの多い結果となっています。一方、両側高度難聴患者における人工内耳による耳鳴りへの効果に関する別の報告では、全体的に人工内耳手術後に耳鳴りのスコアが軽減するがレベルの高いエビデンス（効果を示す証拠）は得られなかったとし、逆に耳鳴りが増悪する可能性と、耳鳴りが誘発される可能性も指摘しており注意が必要です[2]。

　現在、日本では両耳に高度難聴がある場合に人工内耳手術が認められています

が、世界的に見ると、片側だけに高度難聴があり反対側の耳が正常あるいは日常生活で困らない程度の聴力が残っている場合でも、高度難聴側の耳に人工内耳手術を行うことが始められています。片側高度難聴例の人工内耳手術には、音源の方向が分かる、騒音下での言葉の聞き取りがしやすい、などの効果がありますが、これに加えて耳鳴りの抑制にも有効であるとの研究があります[3,4,5,6]。ただし、片側高度難聴に対する人工内耳手術は、日本だけでなく世界的に見ても手術の件数が十分多くはないので、日常でのコミュニケーションの改善や耳鳴りの抑制効果についての評価が確定するにはもう少し時間が必要です。

参考文献

1) Olze H. Cochlear implants and tinnitus. HNO. 2015；63(4)：291-7.
2) Ramakers GG, van Zon A, Stegeman I, Grolman W. The effect of cochlear implantation on tinnitus in patients with bilateral hearing loss：A systematic review. Laryngoscope. 2015；125(11)：2584-92.
3) Blasco MA, Redleaf MI. Cochlear implantation in unilateral sudden deafness improves tinnitus and speech comprehension：meta-analysis and systematic review. Otol. Neurotol. 2014；35(8)：1426-32.
4) Vlastarakos PV, Nazos K, Tavoulari EF, Nikolopoulos TP. Cochlear implantation for single-sided deafness：the outcomes. An evidence-based approach. Eur Arch Otorhinolaryngol. 2014；271(8)：2119-26.
5) Gartrell BC, Jones HG, Kan A, Buhr-Lawler M, Gubbels SP, Litovsky RY. Investigating long-term effects of cochlear implantation in single-sided deafness：a best practice model for longitudinal assessment of spatial hearing abilities and tinnitus handicap. Otol. Neurotol. 2014；35(9)：1525-32.
6) Häußler SM, Knopke S, Dudka S, Gräbel S, Ketterer MC, Battmer RD, Ernst A, Olze H. Improvement in tinnitus distress, health-related quality of life and psychological comorbidities by cochlear implantation in single-sided deaf patients. HNO. 2020；68（Suppl 1）：1-10.

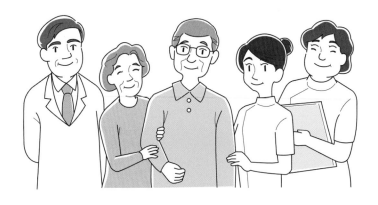

第10章

耳鳴りに対する
その他の治療について

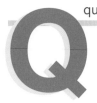

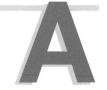

question

10-1

耳鳴りに鍼の治療は有効ですか？

answer

有効性は証明されていません。現時点で医学的に推奨できません。行わないことを勧めます。（推奨度2D）

これまでに、鍼治療に関する論文報告はいくつか報告されています。中国語の報告では有効性が主張されていますが、研究方法に問題があり有効性は証明できません。英語の報告では、効果が否定されています[1]。いくつかの論文をまとめて検討した結果でも、鍼治療の耳鳴りへの有効性は証明できませんでした[2-4]。

このため、現時点では、鍼治療の耳鳴りへの有効性は証明されておらず、医学的に推奨する治療方法ではありません。行わないことを勧めます。

参考文献

1) Liu F, Han X, Li Y, et al. Acupuncture in the treatment of tinnitus：a systematic review and meta-analysis. Eur Arch Otorhinolaryngol. 2016；273(2)：285-94.
2) He M, Li X, Liu Y, et al. Electroacupuncture for Tinnitus：A Systematic Review. PLoS One. 2016；11(3)：e0150600.
3) Kim JI, Choi JY, Lee DH, et al. Acupuncture for the treatment of tinnitus：a systematic review of randomized clinical trials. 2012. BMC Complement Altern Med. 2012；12：97. doi：10.1186/1472-6882-12-97.
4) Park J, White AR, Ernst E. Efficacy of acupuncture as a treatment for tinnitus：a systematic review. Arch Otolaryngol Head Neck Surg. 2000；126(4)：489-92.

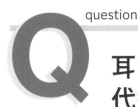

question

耳鳴りに有効な
代替療法はありますか？

answer

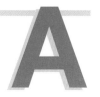

■ 有効性を確実に証明されている代替療法はありません。

これまでに、レーザー治療[1]や、反復経頭蓋磁気刺激療法（rTMS）[2]に関する研究がいくつか報告されています。

現時点では、レーザー治療の耳鳴りへの有効性は証明されておらず、医学的に推奨する治療方法ではありません。行わないことを勧めます。（推奨度 2D）

rTMS に関しては、長期効果のデータがなく、多くの患者さんでの確証が不足しており、有効であるという確実な証拠がありません。しかし、これまでの報告では、耳鳴りに関する効果はある程度認められる治療方法と考えられます。（推奨度 2C）

参考文献

1) Dejakum K, Piegger J, Plewka C,et al. Medium-level laser in chronic tinnitus treatment. BioMed Research International. 2013；2013：324234. doi：10.1155/2013/324234.

2) Soleimani R, Jalali MM, Hasandokht T. Therapeutic impact of repetitive transcranial magnetic stimulation（rTMS）on tinnitus：a systematic review and meta-analysis. Eur Arch Otorhinolaryngol. 2016；273（7）：1663-75.

10-3

耳鳴りに有効な食品や
サプリメントはありますか？

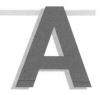

answer

**有効性を証明されている食品やサプリメントはありませ
ん。**（推奨度 2D）

　ビタミン剤やサプリメント[1]、イチョウ葉エキス[2] や蜂の子[3] などの検討が行わ
れていますが、医学的に有効性を証明されているものはありません。詳しくは、p.
80：Q5-3、p. 81：Q5-4、p. 85：Q5-7 を参照ください。

文献

1) Person Osmar C, Puga Maria ES, da Silva Edina MK, et al. Zinc supplementation for tinnitus. Cochrane Database of Systematic Reviews. 2016；11：CD009832.
2) Hilton MP, Zimmermann EF, Hunt WT. Ginkgo biloba for tinnitus. Cochrane Database of Systematic Reviews. 2013；28(3)：CD003852.
3) Aoki M, Wakaoka Y, Hayashi H,et al. Effect of lyophilized powder made from enzymolyzed honeybee larvae on tinnitus-related symptoms, hearing levels, and hypothalamus-pituitary-adrenal axis-related hormones. Ear and hearing. 2012；33(3)：430-6.

第11章

耳鳴りと同時におこる病気について

耳鳴りに併存する病気には
どのようなものがありますか？

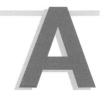

> 併存する病気には、身体的病気（難聴、中耳炎など）と
> 精神的病気（不安障害、うつ病など）の2種類がありま
> す。

　耳鳴りと併存する病気というのは、耳鳴りの原因ではないが、耳鳴りに影響している病気ということです。しかし、耳鳴りは脳が原因で起こるともいわれておりますので、さまざまな脳疾患が原因となって生じることもあります。

　併存する病気には、大きく分けて、身体的な病気と、精神的な病気の2種類があります。身体的な病気は、難聴（感音難聴、伝音難聴、混合難聴）、中耳炎などの耳の病気に加えて、脳腫瘍、脳梗塞、脳出血、てんかんなどの脳の病気、糖尿病や高血圧などの全身の病気などです。精神的な病気としては、不安障害、うつ病、認知症などの病気があります。不眠を主訴とした睡眠障害は、身体的と精神的の両方にまたがる病気があります。いずれの病気もしっかりとした治療が必要ですが、治療困難な場合は、生活の質（QOL）の向上を目指して、病気と付き合っていくことも必要になってきます。

　精神的な病気をもっと詳しく説明いたします。不安障害、身体表現性障害、うつ病、躁うつ病（双極性感情障害）、統合失調症、認知症、発達障害（自閉スペクトラム症：ASD、注意欠陥多動症：ADHD）などさまざまです。統合失調症は幻聴を伴いますが、耳鳴りを伴うことはまれではないようです。

　他人から耳鳴りを聴取できる場合ですが、これは脳動静脈奇形のこともあり、身体的な病気です。耳鳴りの原因となっております。

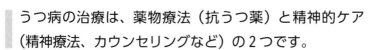

Q question

うつ病と診断されました。
治療はどのようなものが
ありますか？

answer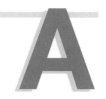

> うつ病の治療は、薬物療法（抗うつ薬）と精神的ケア
> （精神療法、カウンセリングなど）の2つです。

　うつ病が耳鳴りに伴うと、耳鳴りの苦痛度を悪化させます。早急な治療が必要です。（推奨度2C）

　うつ病と診断されたということですが、うつ病とうつ状態は違います。うつ病には決まった診断基準（WHOのICD-11、アメリカのDSM-5など）があり、それを満たす場合に「うつ病」と診断されます。うつ状態は、うつ病以外の病気や身体的病気に伴う、抑うつ気分、集中力低下、全身倦怠感などの症状を伴う場合にそう診断されますが、病気というよりは状態像ですので、うつ病よりも広い範囲を示します。最終診断が未確定で、うつ状態ととりあえず診断されることもあります。また、躁うつ病（双極性感情障害）に伴ううつ状態もあります。

　うつ病の治療は大きく分けて2つです。薬物療法と精神的ケアです。精神的ケアは、精神療法、心身医学的治療、カウンセリング、認知行動療法、運動療法、非薬物療法などとも言うことができます。それぞれ定義がありますが、精神科で行う、薬物でない治療を総じて精神療法ということができます。精神科以外の科では、心身症に対する治療として、心身医学的治療といいます。心身症というのは精神的ストレスによって引き起こされる身体の病気・病態のことですが、うつ病に伴ってさまざまな身体症状を引き起こすことが知られており、その中に耳鳴もあります。めまい、肩こり、頭痛、吐き気、痛み、味覚異常、疲労感、不眠などもあります。

　ここで、うつ病と躁うつ病の違いについて説明しますが、これは精神科医にとっても区別の難しい病態です。特に躁うつ病は、初発うつ症状でうつ病期の長いタイプがあり、躁については活動性亢進、多弁、落ち着きのなさ、誇大性などがみられますが、軽躁というタイプもあり、診断は困難です。しっかりと精神科医や詳しい先生に診断をしてから治療を受けてください。

うつ病に関しては、薬物療法は抗うつ薬が中心となります。選択的セロトニン再取り込み阻害薬（SSRI）である、エスシタロプラム、セルトラリン、パロキセチン、フルボキサミン、セロトニン・ノルアドレナリン再取り込み阻害薬（SNRI）であるデュロキセチン、ベンラファキシン、ミルナシプラン、ノルアドレナリン作動性・特異的セロトニン作動性抗うつ薬（NaSSA）であるミルタザピン、セロトニン再取り込み阻害作用ならびにセロトニン受容体調節作用（S-RIM）であるボルセオキセチン、三環系・四環系抗うつ薬などを使用します。

　特に躁うつ病の場合、抗うつ薬投与で「躁転」する場合があり注意が必要です。軽躁状態は、患者も家族も気付かないで、うつが軽快したと誤解されることがあります。

　自殺したくなってしまう場合は、すみやかに精神科病院を受診してください。

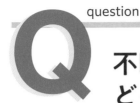

question

11-3

不眠があります。治療は どのようなものがありますか？

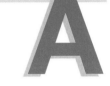

answer

治療として、原因の除去・改善などの「睡眠指導」が第一選択です。眠るためのアルコール摂取はお勧めできません。

　不眠は耳鳴りに伴うと、耳鳴りの苦痛度を悪化させます。また、睡眠がとれるようになると耳鳴りが改善する例が多いです。早急な治療が必要です。不眠はうつ病の身体症状でもあります。

　不眠の症状は、入眠障害：寝つきが悪く、30分以上経っても眠れない、中途覚醒：途中で眼が覚めてなかなか寝付けない、早朝覚醒：朝早く眼が覚めてしまう、熟眠障害：ぐっすり眠った気がしない、などです。

　原因として、心理的（ストレス、うつ病、不安障害など精神疾患）、身体的（痛み、呼吸困難、不整脈など）、薬理学的（カフェイン、アルコール、喫煙、内服薬、ステロイド）、生理学的（環境、時差ボケ、夜勤）に分類できます。治療として、原因の除去・改善は最も大事なことです。特に眠るためのアルコール摂取はお勧めできません。依存症の原因にもなり、アルコールは中途覚醒・熟眠障害の原因となります。治療をお勧めします。

　不眠は睡眠障害ともいうことができ、診断基準が細かく定義されております。しっかりと医師の診察を受けてください。不眠症、過眠症（特発性、反復性、ナルコレプシー）、概日リズム睡眠障害（交代勤務、睡眠相後退、睡眠相前進など）、睡眠時無呼吸症候群、その他（レストレスレッグズ症候群：むずむず脚症候群、周期性四肢運動障害、睡眠時随伴症、レム睡眠行動異常症）などに分類できます。専門の医師の診療を受けてください。

　該当する器質的睡眠障害がない場合、単なる不眠症の場合は、治療として「睡眠指導」が第一選択です。安易に薬を使うのはお勧めできませんが、医師の指導のもとで薬物治療を行います。処方してもらうときは、いずれやめることを考えて薬物

治療を開始してください。

　ベンゾジアゼピン系薬物（ベンゾ）依存性のリスクが指摘されてきましたので、依存性の少ない睡眠薬を処方された方がいいといわれております。抗不安薬と睡眠薬の多数はベンゾであり、依存性リスクがあります。特にトリアゾラム、エチゾラムは依存性リスクが高いことが知られております。そのため非ベンゾといわれる睡眠薬、エスゾピクロン、ゾピクロンやゾルピデムの処方が増えております。しかし、脳内のGABA受容体の結合に関していえば、非ベンゾもベンゾジアゼピン受容体作動薬といえます。

　オレキシン受容体拮抗薬であるスボレキサントやレンボレキサント、メラトニン受容体作動薬であるラメルテオン（ロゼレム）の依存性はベンゾに比べて少なく、症例に応じて推奨される薬剤といわれております。

11-4

不安があります。治療は どのようなものがありますか？

answer

まずは耳鳴の不安に対して教育的カウンセリングを受け ていただき（推奨度 1B）、それでも不安が強ければ下記 が考えられます。対象のある不安（耳鳴り）：恐怖症やパニック障害、適応 障害では、精神的ケア、環境調整、薬物療法などになります。対象のない 全般性不安では薬物治療（SSRI）といわれております。

　不安は 2 つに分類できます。対象のある不安：恐怖、と対象のない漠然とした不安：全般性不安です。耳鳴りに伴う不安は、対象があることが多いですので、恐怖症ということができます。これとは別に、日常的なストレスにともなって起こす不安については、適応障害と診断されることもあります。

　「恐怖症性不安障害」は最も頻度が高く、予期不安を伴います。「このまま耳鳴りが続いてしまったらどうしよう、失聴してしまうのではないか！」という恐怖です。治療として、不安の説明や段階的曝露療法（少しずつ段階的に不安の対象に慣れていく治療）が中心となります。これに対して、対象のない漠然とした不安な気持ちが 6ヵ月以上続く場合は「全般性不安障害」と診断されます。治療は選択的セロトニン再取り込み阻害薬（SSRI）による薬物治療となります。「パニック障害」は数分のパニック発作（動悸、発汗、震え、息苦しさ、めまい感、ふらつく感じ、頭が軽くなる感じ）を繰り返して、救急外来を受診することが度々のようです。治療しないで放置すると自殺のリスクが高くなりますので、適切な治療が必要です。SSRI と精神的ケアが中心となります。

　「適応障害」は心理社会的ストレスに適応できず、不安・抑うつ・行動異常などの精神症状が見られます。抑うつなどの精神症状の期間は 13 日以内であります。14 日以上継続となるとうつ病の診断基準を満たすことになります。治療としては、原因となるストレスからの開放、つまり環境調整になります。

　「社交不安障害（SAD）」は他人の注視に対する過剰な恐怖や不安を認めます。

「強迫性障害（OCD）」は強迫思考、強迫行為、不合理で楽しくない反復行動が見られます。代表的なものとして反復手洗いなどがみられます。「外傷後ストレス障害（post traumatic stress disorder：PTSD）」の患者さんは、東日本大震災（2011年3月）や熊本地震（2016年4月）の後に増加しました。治療はいずれも精神的ケアとSSRIになります。

　「身体表現性障害」、「身体症状症」は、医学的には身体的な異常所見は認められないが、何らかの疾患にかかっていると強固に思い込んでしまい、さまざまな身体的不調を訴えるのが特徴です。「身体化障害」では、身体的不調が2年以上続きます。「解離性障害」は以前ヒステリーと呼ばれておりましたが、ストレスと身体症状の関連する場合を示しております。「ヒステリック」とは異なって、健忘やさまざまな身体症状を伴う場合が多いです。発達障害による不安や、そのために大声を出す場合は、状況による症状ですので、ヒステリーと判断される場合があります。しかし、記憶が鮮明で身体症状がみられず、あまりに大声がひどすぎる場合や、抗うつ薬内服中のときは、双極性感情障害の併存を考えた方がいいと思います。「心気障害」は、2種以上の重大な身体疾患があると、6ヵ月以上頑固に確信している場合です。治療は精神的ケアと薬物療法になります。

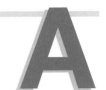

Q 精神科にかかった方がよいと いわれました。 どうしたらよいですか？

answer

A

> 精神科に電話などで相談し、予約をとることから始めます。かかりつけ医からの診療情報提供があるとよりよいです。

　精神科は、入院のない外来だけの診療所＝クリニックと、入院患者のいる精神科病院に分類できます。まずは、精神科に電話で問い合わせをして、予約をとっておくことをお勧めいたします。受付の人、もしくは相談窓口に、お気軽にお問い合わせください。その際、精神保健福祉士が、詳しく病状を聞く場合があります。それに合わせて、担当医を決めて、初診の予約日と、その際にどんな検査をするか、事前に決めることがあります。例えば、もの忘れが主訴の場合は、詳しい問診と認知機能検査、頭部MRIなどを予約いたします。もしご都合が急に悪くなって、行けない場合には、必ずまた精神科に電話をしてください。初診まで時間がかかる場合、また直前に精神科から電話をする場合もあります。うつ病、不安障害の場合は、詳しい問診と心理テストを初診時にする場合があります。今、かかりつけ医がおられる場合は、担当の先生に診療情報提供をしていただくと、スムーズにいくと思いますが、診療情報提供がなくても、精神科の診察は可能です。

　また精神科から精神科への紹介の場合は、原則として診療情報提供が必要です。これまでの病歴はとても重要で、それがあるのとないのでは診断が異なることがあり、医療情報が多く正確であることは大事です。

　精神科にかかることになっても、耳鳴りについて、耳鼻咽喉科で定期的に診察を受けることは重要です。精神科では耳鳴り診療は一般的ではなく、評価の尺度もまちまちです。聴力の評価は耳鼻咽喉科で行ってください。精神疾患について精神科で診断・治療を行う、耳鼻咽喉科では聴力評価を行う、という分担が必要です。

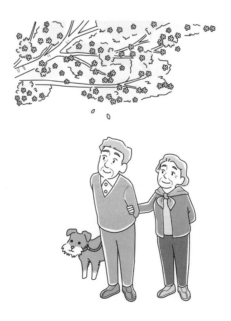

第12章

耳鳴りを治りにくくする
習慣について

Q 耳鳴りが治りにくくなる原因にはどのようなものがありますか？

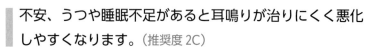

answer

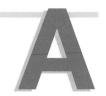

不安、うつや睡眠不足があると耳鳴りが治りにくく悪化しやすくなります。（推奨度 2C）

　耳鳴り自体があっても必ずしも、不安やうつなどが生じなければ悪化させることにはなりません。ただし、耳鳴りをもったことで不安やうつが強くなると耳鳴りそのものをより気にしてしまう癖がついてしまって、生活をしていて苦しくなります。その結果、耳鳴りがより大きくなり、重症になりやすいこともありえます。あるいは、もともと睡眠不足、うつ、うつ状態、不安が強い方など精神疾患を有する場合でも耳鳴りが悪化しやすいことが多いです。耳鳴りを気にしやすくなる場合には、必ず、こういった背景がないかを確認し、不安、うつ、睡眠不足について治療を行います[1-11]。（推奨度 2C）

　うつは、耳鳴り患者さんの 48〜60％に合併することが知られています。うつが重症であれば耳鳴りも重症になりやすいです。ただ、うつが耳鳴りの原因なのか、耳鳴りがうつの原因になるのか厳密にはわかっていません。ただ多くの場合、うつ、ストレスなどの精神心理的に影響をうけてしまった場合、精神症状が増強され耳鳴りも治りにくくなります。ネガティブな気分があると耳鳴りをより強く気にするようになり、より耳鳴りが悪化し、さらにネガティブな気分が強くなる、という悪循環に陥ります。これは耳が心とつながっている証拠です。さらに耳鳴り患者さんは睡眠不足も生じやすいことが知られています。睡眠不足には入眠時、途中で目がさめてしまう、などの背景があります。睡眠不足の原因に不安やうつがあることも十分に考えられます。

　したがって、耳鳴り患者さんで上記のような症状があれば、音響療法だけ、認知行動療法だけでは耳鳴りは必ずしも改善しません。うつ、不安、睡眠不足に対する治療を耳鳴りの治療の前に、あるいは並行して行うようお願いします。なお、うつ、不安、睡眠不足については、必ずしも耳鼻咽喉科医師が対応することばかりで

はなく、精神科、心療内科など専門の医師に相談してもらうことも多いです。逆に
いえば、これらの治療を行うことで、今までなかなか治りにくかった耳鳴りが改善
することも多くあります。

　心の治療も耳鳴りも時間がかかる場合がありますので、焦らずしっかり治すこと
が肝要です。

参考文献 ━━ ━━ ━━ ━━ ━━ ━━ ━━ ━━ ━━ ━━ ━━ ━━ ━━ ━━ ━━ ━━ ━━

1）Meyer B. A multicenter study of tinnitus. Epidemiology and therapy. Ann Otolaryngol Chir Cervicofac. 1986；103(3)：185-8.

2）Meyer B. Multicenter randomized double-blind drug vs. placebo study of the treatment of tinnitus with Ginkgo biloba extract. Presse Med. 1986 25；15(31)：1562-4.

3）Olderog M, Langenbach M, Michel O, et al. Predictors and mechanisms of tinnitus distress – a longitudinal analysis. Laryngorhinootologie. 2004；83(1)：5-13.

4）Koester M, Storck C, Zorowka P. Tinnitus--classification, causes, diagnosis, treatment and prognosi. MMW Fortschr Med. 2004 15；146(1-2)：23-4, 26-8；29-30.

5）Langenbach M, Olderog M, Michel O, et al. Psychosocial and personality predictors of tinnitus-related distress. Gen Hosp Psychiatry. 2005；27(1)：73-7.

6）Hiller W, Goebel G. Factors influencing tinnitus loudness and annoyance. Arch Otolaryngol Head Neck Surg. 2006；132(12)：1323-30.

7）Hiller W, Goebel G. When tinnitus loudness and annoyance are discrepant：audiological characteristics and psychological profile. Audiol Neurootol. 2007；12(6)：391-400.

8）Heinecke K, Weise C, Rief W. Chronic tinnitus：which kind of patients benefit from an outpatient psychotherapy? Psychother Psychosom Med Psychol. 2010；60(7)：271-8.

9）Schlee W, Kleinjung T, Hiller W, et al. Does tinnitus distress depend on age of onset? PLoS One. 2011；6(11)：e27379. doi：10.1371/journal.pone.0027379.

10）Shim HJ, Song SJ, Choi AY, et al. Comparison of various treatment modalities for acute tinnitus. The Laryngoscope. 2011；121(12)：2619-25.

11）Tunkel DE, Bauer CA, Sun GH, et al. Clinical practice guideline：tinnitus. Otolaryngol Head Neck Surg. 2014；151 (2 Suppl)：S1-S40.

耳鳴りによる不安、うつ、ストレスが強いです。どうしたらよいですか？

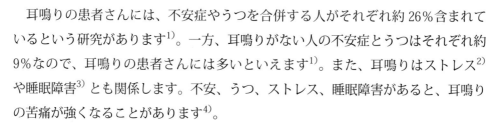

不安、うつや睡眠不足があると耳鳴りが治りにくいことがあります。（推奨度 2B）
耳鼻科だけでなく、心療内科や精神科の受診をお勧めします。

　耳鳴りの患者さんには、不安症やうつを合併する人がそれぞれ約 26％ 含まれているという研究があります[1]。一方、耳鳴りがない人の不安症とうつはそれぞれ約 9％なので、耳鳴りの患者さんには多いといえます[1]。また、耳鳴りはストレス[2]や睡眠障害[3] とも関係します。不安、うつ、ストレス、睡眠障害があると、耳鳴りの苦痛が強くなることがあります[4]。

　一般に耳鳴りの治療は耳鼻科が中心となって行います。治療にあたっては、患者さんご自身に治療の目標や手段を適切に受け止めていただくため、ある程度の "気持ちのゆとり" や "判断力"、"行動力" が必要です。ところが不安症、うつ、睡眠障害をはじめ強いストレスがあると、気持ちにゆとりが持てず、"判断力" や "行動力" が低下します。その結果、耳鼻科医師の説明を十分に受け止めることができず、治療が進みにくくなることがあります。このような場合には、心療内科や精神科を受診して、不安、うつ、ストレス、睡眠障害を緩和することも大切です。受診の順序はどちらが先でもかまいませんが、苦痛のために気持ちの負担が大きい場合には、先に心療内科や精神科にかかることをお勧めします。耳鼻科と心療内科や精神科では役割分担が異なりますので、両方の診療科を上手に活用して下さい。

　さて、不安、うつ、睡眠障害、ストレスと耳鳴りとの因果関係については、耳鳴りが先に発症した例がある一方、その逆の例もあります[5]。つまり、耳鳴りが始まる前から直面していた生活上の心配事が、不安、うつ、睡眠障害、ストレスの状態にさせ、それが耳鳴りを発症させる例もあると考えられています。そのような流れで耳鳴りが始まった場合でも、耳鳴り患者さんは、あたかも耳鳴りが不安、うつ、睡眠障害、ストレスの元凶と考えてしまいます。すると、ますます耳鳴りの存在を

意識するようになり、苦痛が増すようになります。心配事の内容は人それぞれですが、仕事やご家族、健康に関するものが多いです。心あたりがある場合には、心配事に折り合いをつけることも耳鳴りの緩和に役立ちます。また、耳鳴りが先でも後でも、耳鳴りの存在に強く注意が集中すると、ますます耳鳴りに注意が向き苦痛を増強させますから、耳鳴りから注意を外す練習をすることが大切です。

　その他に耳鳴り患者さんの苦痛が強くなる一因として、耳鳴りに対する"偏ったイメージ"があります。苦痛の強い患者さんは、自分の耳鳴りは他の誰よりも特別に大きく、苦しみも比べものにならないほど強いという思いになります。そして耳鳴りが残りの人生を台無しにした、耳鳴りが消失しない限り自分の人生はないに等しいとまで考えます。それはとても孤独で出口のないトンネルに迷い込んだようなイメージです。このようなイメージに対し、耳鳴りのない人や耳鳴りがあっても苦痛のない人は、考えすぎという印象を持ちます。しかし、耳鳴りに苦しむ患者さんにとってはそのようなイメージが気持を支配しています。ちなみに、現在耳鳴りに苦しんでいる患者さんにとって、"偏ったイメージ"という表現は釈然としないかもしれません。しかし"偏ったイメージ"という表現は医療者だけが決めつけたものでなく、辛い耳鳴りを治療で克服した患者さんが治療前を振り返って抱いた感想でもあります。

　さて、このように"偏ったイメージ"を持ち続けると、耳鳴り治療が前進しにくく、ますます苦痛を長引かせることがあります。そこで、"偏ったイメージ"を"バランスあるイメージ"に修正することが耳鳴りの克服にとても大切です。"偏ったイメージ"は耳鳴りに対する適切な治療と自主的な訓練を重ねることで和らぎ、"バランスあるイメージ"に変化します。一方、まず耳鳴りを正しく理解し"偏ったイメージ"の方を先に"バランスあるイメージ"に変えることができれば、治療と自主的な訓練に意欲が持てるようになり、克服への道のりが短縮できます。耳鳴りを正しく理解するためには耳鼻科で説明を聞くことが第一です。また、本書を読むことも耳鳴りを正しく理解し、"偏ったイメージ"を変えるきっかけになります。

参考文献 ━━━━━━━━━━━━━━━━━━━━━━━━━━━━

1) Jay M Bhatt, Neil Bhattacharyya, Harrison W Lin. Relationships between tinnitus and the prevalence of anxiety and depression. Laryngoscope. 2017 127(2)：466-9.
2) Linda T Betz, Andreas Mühlberger, Berthold Langguth, et al. Stress Reactivity in Chronic Tinnitus. Sci Rep. 2017 30；7：41521. doi：10.1038/srep41521.
3) George S Miguel, Kathleen Yaremchuk, Thomas Roth, et al. The Effect of Insomnia on Tinnitus. Ann

Otol Rhinol Laryngol. 2014 123(10)：696-700.

4) Sigyn Zöger, Jan Svedlund, Kajsa-Mia Holgers. Relationship between tinnitus severity and psychiatric disorders. Psychosomatics. 2006 47(4)：282-8.

5) Horner KC. The emotional ear in stress. Neurosci Biobehav Rev. 2003 27：437-46.

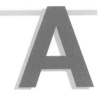

Q question

不幸な出来事のあとに
耳鳴りが発症しました。
どうしたらよいですか？

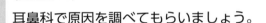

answer

A

不幸な出来事は耳鳴りを発症させることがあります。

（推奨度 2C）

耳鼻科で原因を調べてもらいましょう。

　耳鳴り患者さんの約90％は難聴が原因です[1]。まずは耳鼻科で難聴がないか検査を受けて下さい。難聴には自分で気づくものと気づかないものがあります[2]。自分は難聴でないと思っていても、検査を受けると難聴を指摘されることがあります。もし少しでも難聴があれば、気づかないほど小さな耳鳴りが既に発生しており、それをいつ感じるようになっても不思議のない状態で生活していたことになります。いわば耳鳴り予備軍であったと考えられます。耳鳴り予備軍の方が耳鳴りを感じないのは、日常生活に必要な音は強め、不要な音は弱めるという脳本来の優れた働きがあるからです。ところが強いストレス状態や睡眠不足になると、脳本来の働きが維持できなくなり、耳鳴りのように不要な音まで強く感じさせると考えられます。

　一方、耳鼻科で難聴を指摘されなかった場合は、ストレスや睡眠障害が直接耳鳴りを発生させた可能性があります。脳の中でストレスや睡眠障害による一般的な苦痛が発生する場所と、耳鳴りの苦痛が発生する場所には共通する領域があります。ですからストレスや睡眠障害の苦痛が強くなると、その作用で耳鳴りを発生させると考えられます[3,4]。

　もし、不幸な出来事そのものに対して精神的な苦痛が強いときは、これを克服することで耳鳴りが緩和することもあります。精神的な苦痛が強いときは、耳鼻科に加え、心療内科や精神科の受診をお勧めします。

参考文献 ━━━━━━━━━━━━━━━━━━━━━━━━━━━━━━

1) Sanchez TG, Mak MP, Pedanlini MEB, et al. Tinnitus and hearing evolution in normal hearing patients. Int Arch Otorhinolaryngol. 2005 9（3）：220-7.

2）REED GF. An audiometric study of two hundred cases of subjective tinnitus. AMA Arch Otolaryngol. 1960 71：74-84.

3）Schlee W, Lorenz I, Hartmann T, et al. A Global Brain Model of Tinnitus.
Møller AR, Langguth B, DeRidder D, Kleinjung T Textbook of tinnitus. Springer, New York 2011：161-169.

4）Dirk De Ridder. A Heuristic Pathophysiological Model of Tinnitus.
Møller AR, Langguth B, DeRidder D, Kleinjung T Textbook of tinnitus. Springer, New York 2011：171-197.

question

Q 耳鳴りがするかしないか気になって 耳鳴りに耳をすませてしまいます。 どうしたらよいですか？

answer

A

> 耳鳴りは気にするほど悪化します。そのしくみをよく
> 知ったうえで（推奨度 1B）、耳鳴りへのネガティブな認
> 識を修正し、注意を向けないようにしましょう。（推奨度 1A）
> 音響療法で耳鳴りをまぎらせることも役立ちます。（推奨度 2C）

　耳鳴りに対しては、いら立ち、緊張、絶望感など、さまざまな反応があります が[1]、これらの中でも特に、"1 日も早くこれを消し去りたい"というあせりや、耳 鳴りへの恐怖心といった思いが強く伴っている場合、"耳鳴りがするかしないか"、 とことあるごとに耳をすませてしまいます。耳鳴りを消したいという執着とあせり が強いと、少し耳鳴りが静かになったら「もう治ったかもしれない。」とすぐに確 認したくてつい耳をすませます。すると今まで静かだった耳鳴りが、多くはその場 で再び鳴り始めてがっかりさせられます。また、耳鳴りに対する恐怖心が強いと、 雑踏の中などでせっかく耳鳴りが紛れているような状況でも、怖いものの居場所を 確認するかのようにその中から耳鳴りを探し出そうとするため、脳はそれに従って 耳鳴りを際立たせます。このようなことを繰り返すうちに、耳鳴りは次第に悪化し てしまいます[2,3]。まずは、この脳における耳鳴りの悪循環のしくみをカウンセリ ング（p. 65：Q4-4、p. 70：Q4-7 参照）などでよく理解していただくことが勧めら れます[2,4]。（推奨度 1B）

　それでもなお、耳鳴りについ耳をすましてしまうようでしたら、耳鳴りを何とし ても消そうというあせりや執着、恐怖心や嫌悪感といったネガティブな思いを何と かする必要があります。

　今のこのうるさい耳鳴りがこの先消えるのかどうか、それは誰にも分りません。 ただ、改善した人にそのきっかけを尋ねると、「耳鳴りを消そうという気持ちを変 えて，いったん受け入れたら楽になりました。」という人が少なくないのです。

　また、現在耳鳴りに対して持たれているイメージは、例えていうなら、"勝手に

入ってきて暴れる侵入者”のようなものかもしれません。実際、耳鳴りのきっかけは、事故だったり大きなストレスだったりさまざまで、自分ひとりではどうしようもなかったことも多いのですが[5]、それらをきっかけとして始まった耳鳴りに対する自分自身の不安感や不快感によって大きく育ててしまっているものなのです[2,3]。ですから、耳鳴りが不当に恐れるようなイメージなのであれば、例えばそれを“自分の中に生まれて育った自分の分身”のようなイメージに変える、など、耳鳴り自身や、耳鳴りがあるために持ってしまう気持ちなど、耳鳴りに関するさまざまな認識をネガティブでない方向へと変えることが役に立ちます[6,7]。（推奨度1A）

　このように、耳鳴りへの正しい知識を持って、健全な認識を持つ訓練をしつつ、耳鳴りに耳をすまさない、できれば耳鳴りを忘れている状況にある、というのが理想的ですが、耳鳴りが常にあるという人でも、好きな趣味に没頭していたり、人生の一大事に遭遇したことで、耳鳴りを忘れていることがままあります[8]。四六時中このような状況ですごせたらよいのでしょうが、そうもいきません。そこで、たとえば自分の呼吸など、耳鳴り以外のことで心を満たすことで耳鳴りから意識をそらせるための瞑想法などもあり[8]、これもまた、先ほどの認知を正していく療法とともに、耳鳴りの治療に有効とされる認知行動療法（p. 110：Q8-2参照）の一環に位置付けられています[8-10]。（推奨度1A）

　以上は、どちらかというと自力による対処法ですが、これを手助けしてくれるものに音響療法[2]があります（p. 88：Q6-1参照）。専門外来では、耳鳴り治療器や補聴器などの機器を用いることも多く、この治療自体は気長に続けるトレーニングですが、治療を始める最初の効果として、機器があるという「安心感」、相対的に耳鳴りを小さくして楽になる、そして絶望感から脱して前向きになる、という効果は早くから得られ[11]、耳鳴りを恐れずまずは受け入れようとする気持ちを応援してくれます[2,11]。（推奨度2C）

　以上をうまく組み合わせて、耳鳴りに囚われる悪循環から無事に抜け出しましょう。

参考文献 ===

1) Erlandsson SI. Psychological Profiles of Tinnitus Patients. Tyler RS. Tinnitus Handbook. Singular. San Diego, 2000：25-57.
2) Jastreboff PJ, Jastreboff MM. Tinnitus retraining therapy（TRT）as a method for treatment of tinnitus and hyperacusis patients. J Am Acad Audiol. 2000；11：162-77.
3) Møller AR. Pathophysiology of tinnitus. Otolaryngol Clin North Am. 2003；36：249-66.

4）小川　郁．聴覚異常感の病態とその中枢性制御．SPIO 出版，2013.

5）加藤匠子，坂下哲史．耳鳴と日常生活．ENTONI．2015；186：54-61.

6）高橋真理子．耳鳴に対する認知行動療法～エビデンスおよび本邦の現状と対応～．Audiology Japan. 2020；63：109-14.

7）Tunkel DE, Bauer CA, Sun GH, et al. Clinical Practice Guideline：Tinnitus. Otolaryngol Head Neck Surg. 2014；151（2Suppl）：S1-S40.

8）森浩一．耳鳴に対する認知行動療法～マインドフルネス瞑想を耳鳴診療に応用する～．Audiology Japan. 2020；63：115-21.

9）熊野宏昭．マインドフルネスはなぜ効果をもつのか．心身医学．2012；52：1047-52.

10）Cima RFF, Anderson G, Schmidt CJ, et al. Cognitive-Behavioral Treatments for Tinnitus：A Review of the Literature. J Am Acad Audiol. 2014；25：29-61.

11）小川　郁．耳鳴りの治療-TRT．日医雑誌．2005；134(8)：1495-9.

question

12-5

Q 耳鳴り日記はつけたほうが よいですか？

answer

A

日記をつけることは、必要以上に耳鳴りに注意を向ける ことになり、ますます気になるという悪循環に陥りやす いため、あまり勧められません。耳鳴り悪化のしくみなどをカウンセリン グ等で理解することをお勧めします。（推奨度1B）

　耳鳴り治療のポイントの一つは、耳鳴りからなるべく意識をそらすことです。耳鳴り日記をつけるということは、一定時間、耳鳴りのことを考える時間をとるということでもあり、なおさら意識に耳鳴りが貼り付いてしまうのではないかと危惧される面があります。すると、不快になったり不安になったりで、耳鳴りが悪化する苦痛の悪循環になってしまうことが懸念されます[1]。ですから、一般的に医師はあまり耳鳴り日記を勧めません。特に日記をつけたいと思わない方は、無理につける必要はないといえます。まず、このように、耳鳴りがどのようなことで悪化するかというしくみをカウンセリング等（p. 65：**Q4-4**、p. 70：**Q4-7** 参照）で理解しててください[1]。（推奨度1B）

　ただ、日記を医師の方からお願いすることがあります。一定期間の治療の効果や副作用の有無などを、日を追って把握したい場合や[2]、日常生活での日々の変化を観察する必要がある場合[3]などです。このような場合でも耳鳴りが余計気になってきたという理由で日記を中断される方もまれにおられるようですので、日記に関してはやはり無理は禁物です。

　とはいえ、自主的に記録されて、毎回診察の度に見せてくださる日記の中に、比較的役立っていると思えるものがあるのも事実です。例えば、時間帯ごとに耳鳴りの気になり具合が色分けされた日記で、ひどい時間帯は赤、少しましな時はオレンジ、楽な時はブルー、という具合で、一月分ずつ一覧表になっています。すると、前回受診時から今回までの様子が一目でわかりますので、見せていただく方も、色合いを見て一緒に喜んだりできます。また、別の方で、補聴器の使用状況をわりと

細かく記録されている方がおられます。補聴器は、音響療法のために使用しているのですが、治療がある程度軌道に乗ってくると、難聴が軽い方などは最初ほど長時間使わなくなることも多いのです。すると、耳鳴がややぶり返してくることもあるので、「自分にとってのベストな使用状況」を探るために、耳鳴りの気になり具合と照らし合わせて記録されています。

このような日記の真似をしてくださいというわけではありませんが、これらの日記は、医師の方から依頼する日記と似ている点があるのです。それはまず、何を知りたいかがはっきりしていること、この先どうなりたいかがはっきりしていること、それに答える形で記載がなされていることです。また、「自分の耳鳴りの辛さを人にわかってほしい」という思いがさほど強くないというのも特徴です。この思いが強いと、言葉にして記載するためにまず耳鳴りの辛さを確認し、記載したものを人に見てもらう時点で再確認する、という具合に、元々ネガティブに感じているものの確認を繰り返すことで、苦痛に感じる脳がどんどん活性化してしまうため[1]、つければつけるほど耳鳴りに囚われるという悪循環に非常に陥りやすいのです。"この辛さをわかって欲しい"と思いがちな方は、日記には手を出さない方が賢明です。

ところで、"耳鳴りと日記"で時に話題に上る人物に、倉田百三（1891～1943）という明治生まれの作家がいます。彼は自分の著書[4]の中で、自身が悩まされた耳鳴りを克服した過程について語っていますが、その方法は、なんと、「いやしくも苦痛を紛らすようなことは避け」、「ひたすら耳鳴りの音を聴いて日記を克明に記す」、というものでした。このQ&Aの読者なら多分驚かれる方法です。案の定といいますか、彼の耳鳴りは一時期どんどん悪化します。刻苦鍛錬すればさらに増悪する、という、いたちごっこのような繰り返しの果てに、「何とか取り去れないかというはからいも尽き果てた最悪の状態」での耳鳴りは、「卒倒しそうな音」だと表現されていて、その壮絶さは想像するだけでも恐ろしく、読めば決して真似したくないと思えるはずです。普通はこの時点でバーンアウトするところでしょうが、ここでついに彼は「はからいを捨てて、耳鳴りはありながら、それが気にならぬ境地に達した」ということです。このような艱難を経てこその悟りというものは、彼のような宗教的な求道心の持ち主にとっては尊いことなのかしれませんが、普通に耳鳴りを何とかしたいという人にとってこれは不必要に厳しすぎる道です。そもそも彼の時代、耳鳴りをまぎらせたくても、サウンドジェネレータも補聴器もなければ、スマートフォンもブルートゥースもなく、豊富な音源から選んで24時間いつ

でもどこでも耳鳴りをまぎらすことができるなどというのは、夢のようなことでした。今は、音響療法（推奨度2C）（p. 88：Q6-1 参照)[5]、認知行動療法（推奨度1A）（p. 110：Q8-2 参照)[6,7] などといった、安全なショートカットで「耳鳴りはありながら、それが気にならぬ境地」へと行けるのです。この例は、ひたすら耳鳴りに集中した結果、という極端な例ですが、程度の差こそあれ、日記をつけるという行為はこのような危険をはらんでいるということを認識しておく必要があります。

　どうか、耳鳴りの苦しみから逃れるための日記でますます耳鳴りから逃れられなくなる、というパラドックスに陥ることのないようにご注意ください。

参考文献 ━━━━━━━━━━━━━━━━━━━━━━━━━━━━

1) 新田清一. 耳鳴のリハビリテーション. 耳喉頭頚. 2017；89(9)：682-9.
2) 寺崎雅子. 耳鳴日記を用いた治療効果の判定法. 耳鼻. 1984；30：1070-2.
3) Kemp S, George RN. Diaries of tinnitus sufferers. Br J Audiol. 1992；26(6)：381-6.
4) 倉田百三. 絶対的生活. 先進社，1926.
5) 小川　郁. 耳鳴りの治療-TRT. 日医雑誌. 2005；134(8)：1495-9.
6) 高橋真理子. 耳鳴に対する認知行動療法～エビデンスおよび本邦の現状と対応～. Audiology Japan. 2020；63：109-14.
7) 森浩一. 耳鳴に対する認知行動療法～マインドフルネス瞑想を耳鳴診療に応用する～. Audiology Japan. 2020；63：115-21.

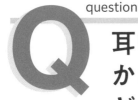

耳鳴りの音が日によって
かわるのが気になります。
どうしたらよいですか？

answer

> 耳鳴りの音は、かわるのが普通です。むしろそれを不安
> に思い過ぎて、余計に気になるという悪循環に入ってし
> まわないよう、耳鳴りの苦痛モデルなどのしくみを理解してください。
> （推奨度 1B）
> "音がかわるということは、脳がまだ耳鳴りを固定したわけではなくて、こ
> れからよくなっていく可能性も大きい" と認識を変えて治療に臨んでくだ
> さい。（推奨度 1A）

　まず、耳鳴りの音がこんなに変わるのは、自分だけではないかと心配される方が少なくありません。しかし、日本の疫学調査[1] では、「日によってかわるか」という質問に対して、55％の人が、「はい」と答えています。別の研究[2] でも、耳鳴りの音色は約半数、大きさは98％が変動するとなっており、大きさの変動も含めれば、ほとんどの人の耳鳴りの音は変わるものと考えられます。また、音がかわる耳鳴りの方が治りにくいなどという研究もありません。このような事実と、そして、すべてわかっているわけではありませんが、耳鳴りの音はどうして変わるのか、それを気にすることはなぜよくないのか、について理解していただくことが必要です。

　まず、耳鳴りは、単に耳がうるさく鳴っている、というものではなくて、発生した耳鳴りと苦痛を感じる脳の間にネットワークができてつながることで悪循環になって気になる、という苦痛モデルのしくみを理解することです。（推奨度 1B）（p. 65：**Q4-4**、p. 70：**Q4-7** 参照）[3,4] この、ネットワークに関わっているとされる脳は、大きくは、感情に関わる脳と、自律神経に関わる脳です[3]。耳鳴りを苦痛と感じることによってこれらの脳は活性化されますが、耳鳴り以外のことであってもこれらの脳のどこかが刺激されて活性化すると、ネットワークで結びついているため耳鳴りにも影響が及ぶという悪循環になっていると考えられます。ですから、耳鳴りの音が変わったと感じたら、「ああ、耳鳴りに関わる脳のどこかの活性が変わっ

たのだな」と考えていただくと理解できることが多いです。たとえば、「夫婦げんかでご主人にキーッとなったら耳鳴りもキーッと高くなる」、「会社の業績が思わしくないな、と考えるとジーッと大きく鳴る」等というのは、感情に関する脳が刺激された結果だと考えられます。雨や台風が近づくと悪化する方も多いですが、気圧の変化は内耳で感知され、自律神経とつながっているといわれており[5]、それを通して耳鳴りが悪化すると考えられています[6]。また、睡眠から覚めた時に決まってひどくなるという人もおられますが、これは、覚醒時はすべての感覚系が警戒態勢になって脳の活性が高まるためといわれています[7]。

　他にも、耳鳴りを変化させる要因は、疲労、不眠、肩こり、ストレスなど、沢山あるようですが[1,8]、耳鳴りにおける脳のモデルはまだまだブラックボックスの部分も多く、全く思い当たる原因がないのに急に音がかわることがある、という人がほとんどです。納得のできない変化で不安になるようでしたら、それを気にすること自体が、苦痛を感じる脳を活性化させてしまい、悪化させてしまう要因になってしまいますので、そうならないように、「音がかわるということは、脳が柔軟で、これからこの耳鳴りはどのようにでも変わりうるということだ。理由はまだわからないが、今後の研究に期待しよう。」というように、認識を不安から希望へと変えていただく訓練が勧められます。［「認知行動療法」（推奨度 1A）p. 110：Q8-2 参照][9]

　また、「音響療法」によって耳鳴りをまぎらせることで、耳鳴りの変化をもわかりにくくすることも、変化を気にしないための役に立ちます。（推奨度 2C）（p. 88：Q6-1 参照）[4,10]

参考文献 ━━━━━━━━━━━━━━━━━━━━━━━━━━━━━━━━━━━━

1）日本聴覚医学会編. 耳鳴診療ガイドライン 2019 年版, 金原出版, 2019.
2）加藤匠子, 坂下哲史. 耳鳴と日常生活. ENTONI. 2015；186：54-61.
3）Jastreboff PJ. Phantom auditory perception（tinnitus）：mechanism of generation and perception. Neurosci Res. 1990；8：221-254.
4）新田清一. 耳鳴のリハビリテーション. 耳喉頭頸. 2017 89(9)：682-689.
5）佐藤純. 痛みの Clinical Neuroscience ―気象痛. 最新医学. 2017；72(6)：104-106.
6）藤田和寿, 木村　寛, 中元雅典. むちうち損傷による耳鳴. 耳鼻と臨床. 1990；36：1063-1068.
7）Jastreboff PJ, Hazell JWP. Critical overview of selected tinnitus treatments. Tinnitus Retraining Therapy. Cambridge University Press. Cambridge：177-222.
8）卜部信行. 耳鳴の臨床統計的検討. 耳鼻臨床. 1985；78（増 4）：1731-45.
9）髙橋真理子. 耳鳴に対する認知行動療法～エビデンスおよび本邦の現状と対応～. Audiology Japan. 2020；63：109-14.
10）Jastreboff PJ, Jastreboff MM. Tinnitus retraining therapy（TRT）as a method for treatment of tinnitus and hyperacusis patients. J Am Acad Audiol. 2000；11：162-77.

第13章

耳鳴りによる
生活上の問題について

question

Q 耳鳴りがうるさくて
よくきこえません。
どうしたらよいですか？

answer

A

耳鳴りのために聞こえないと感じる方のほとんどは、難聴が合併しています。補聴器を活用できれば、耳鳴りが気にならなくなるとともに聞こえも改善します。ただし、適切な補聴器の調整は簡単ではありませんので、医療機関の中でも耳鳴りを専門とする耳鼻咽喉科に相談してください。（推奨度1A）

　「耳鳴りがうるさくて聞こえない」という症状は、難聴のある方でしか筆者は経験したことがありません。そして、補聴器や聴力改善手術によって聴き取りが改善すると、この問題は解決します。つまり、実は聞こえが少々わるくて、聴き取りが改善すると耳鳴りも気にならなくなるというわけです。このように感じる方に高度の難聴は少なく、軽度の難聴の場合、聞こえに不自由を感じていないことも多いので、正確な聴力検査と耳鳴りの検査を行いましょう。

　どうして、このような方に補聴器が有効であるのでしょうか。耳鳴りには脳（聴覚中枢）の生理的なしくみが関係しています。脳には、聞こえの感度を自動で調節する機能（オートゲインコントロール）があります。周囲の音（背景音、環境音）が小さくなると、脳が感度を上げて聞きたい音を聴き取りやすくするしくみです。例えば、電車の中で音楽を聴く時にボリュームをつい上げてしまいますが、その音量をうるさいとは感じません。周囲が静かになると、その音量の大きさに驚くことがあります。このように脳は周囲の音に応じて感度を変えています。難聴のある耳鳴り患者さんの多くは、長年の難聴の弊害によって、オートゲインコントロールは感度を上げたまま素早く機能しなくなっているようです。それと、もう一つ知っておくべきことがあります。人は誰でも、程度の差こそあれ、耳鳴りを持っていることです。筆者も大学病院にある無響室（全く音のない部屋）に入るとシーンという大きな耳鳴りが始まります。難聴が続くということは、脳は感度を上げたまま、潜んでいた耳鳴りが常に気になりやすい状態というわけです。ただし、耳鳴りの増大

や発現には他にも原因があり、いまだ研究途中です。とはいえ、補聴器が適切に調整され難聴が改善する頃には耳鳴りの苦痛は治まっているため、このオートゲインコントロールの関与は大きいようです。また、この影響で補聴器の着け始めは、周囲の音をうるさく感じます。補聴器の調整が進むにしたがって周囲の音のうるささは軽減していくことから、オートゲインコントロールの不具合は回復すると思ってよさそうです。安心して、根気よく補聴器の調整を進めましょう。

　このように、「聞こえの低下」に対して補聴器や聴力改善手術によって適切に対応すると、耳鳴りの苦痛は解決していきます。耳鳴りで聞こえないと思っていても、実は難聴が隠れていて、それを解決することが耳鳴りの治療になるのです。

　一方、この補聴器の調整は簡単ではありません。特に「補聴器を着け始めた時のうるささ」を乗り越えて最適な調整に導く工夫が必要です。筆者の病院ではその工夫を見出すまでに大変苦労しました。補聴器が耳鳴りに有効であることが世間で認知され始めましたが、最適な調整が行われず耳鳴りの苦痛がとれていない患者さんを多く見かけます。治療を受けても耳鳴りの苦痛が解決していない方も、まだあきらめないでください。補聴器を活用した耳鳴り治療を専門に行っている耳鼻咽喉科に相談してください。

参考文献 ━━━━━━━━━━━━━━━━━━━━━━━━━━━━━━━━━━

1) Jastreboff PJ：Phantom auditory perception（tinnitus）：mechanisms of generation and perception. Neurosci Res 8：221-254, 1990.
2) 柘植勇人：聴覚異常感と内耳疾患／聴覚異常感をどう診る・どう治す．MB ENTONI 188：15-23, 2016.
3) 柘植勇人：補聴器の最新情報．耳喉頭頸 92(1)：8-13, 2020.

13-2

耳鳴りで夜目が覚めるなど、よく眠れません。どうしたらよいですか？

answer

A 夜間の音響療法が有効です。眠れない原因が耳鳴りだけであれば、特殊な聴力型の方を除いて音響療法が奏効します。(推奨度 1B) ただし、夜間の音響療法は意外と簡単ではありませんので解説します。一方、眠れない原因が耳鳴り以外にもある場合には、睡眠薬などを併用します。

夜間の音響療法が有効かどうかを見極める簡単な方法があります。電車のような騒音環境下で耳鳴りを忘れて眠ってしまうことができれば、適切な夜間の音響療法によってこの問題は解決できます。

耳鳴りを苦痛と感じている方の多くは、地下鉄のような騒音下で苦痛は軽減します。「騒音で耳鳴りはまぎれるから当然でしょう！」と思われるかもしれませんが、本質は少々奥深いので解説します。

ここには、Q13-1 (p. 150) で述べたオートゲインコントロールが関係しています。音響療法が有効であるといっても、耳鳴りを音でまぎらわせるという発想では効果は限られています。例えば、スマホを枕元において耳鳴りをまぎらわしても、苦痛の軽減は一時的であったり、そのスマホの音楽をわずらわしく感じたりするようになります。夜間の音響療法には、脳（聴覚中枢）の感度を下げるという発想が必要です。電車の中の騒音はどこから聞こえているかわかりません。これが背景音です。電車の中では騒音に包まれ、この背景音によってオートゲインコントロールが感度を下げます。そしてその場で聞く大きな音量の音楽をうるさいと感じない現象と同様に、耳鳴りに対しても感度が下がり苦痛が軽減します。これと同じように背景音で包まれる環境を夜間につくることで、楽に過ごすことを目指します。例えば、川のせせらぎや滝の音、広帯域ノイズを室内に充満するようにスピーカーを配置します。一方、スマホのような小さなスピーカーでは背景音をつくることは困難であるため、耳鳴りと同様にそのスマホの音も気になるという現象が起こりやすく

なります。

　また、この音響療法、一度の説明では適切に実施されづらいことを経験してきました。筆者の病院では、「耳鳴教室」によって「音響療法」の本質を理解して頂き、さらに再診ごとの音響療法の手法の確認や見直しによって、ようやく適切な音響療法にたどり着くことは少なくありません。

　音響療法に使用する音源は、低音から高音まで含まれ、途切れることのない持続的な音で聞き流せる音、それが川のせせらぎ、滝の音、広帯域ノイズというわけです。それらを背景音として、耳鳴りを消し去らないレベル（耳鳴りは聞こえるけれども苦痛とならない音量）で充満させます。ただし、この音響療法の効果が上がりづらい二つの場合があります。一つは心の病の程度が大きな方、もう一つは特殊な聴力型（重度難聴と高音急墜型の高度難聴）の方です。詳しくは、耳鳴り専門の耳鼻咽喉科でご相談ください。

　以上述べたことは、耳鳴り治療として広がった TRT の発想です。「音響療法」と、耳鳴りの本質を理解し音響療法が適切に行われるように導く「カウンセリング」を柱に、具体化した内容に過ぎません。

　このように、地下鉄の中で耳鳴りの苦痛が軽減して眠れる方は、夜間の音響療法が奏効します。上手くいっていない場合には手法に改善すべき点があるだけと考えてください。あきらめずに、前向きに耳鳴り治療の専門医にご相談ください。

参考文献

1）Jastreboff PJ, Jastreboff MM：Tinnitus Retrainnig Therapy for patients with tinnitus and decreased sound tolerance. Otolaryngol Clin N Am 36：321-336, 2003.
2）柘植勇人：耳鳴・聴覚過敏の治療「音響療法」．JOHNS 35：92-97，2019．
3）三宅杏季，柘植勇人，加藤大介 他：耳鳴診療における課題と対策—音響療法とカウンセリング，言語聴覚士の役割—．Audiology Japan 63：149-156，2020．

耳鳴りで夜目が覚めて しまいます。 どうしたらよいですか？

耳鳴りで目が覚めると思っていても、実は普通に目が覚めただけかもしれません。目が覚めた時の耳鳴りの苦痛には音響療法が有効です。（推奨度1B）一方、眠りが浅いことに治療が必要でしたら、音響療法に加えて睡眠の質を検討する必要があります。

　耳鳴りで来院された方の多くは、すでに睡眠薬を使ったり、テレビやラジオをかけっぱなしにしたり、何らかの対応をされている方は少なくありません。一方、夜中に目を覚ました時（中途覚醒時）や起床時の耳鳴りの苦痛に対して、対策が取られていないことがほとんどです。

　睡眠中は、音に対する脳波の反応は得られますが、その音を認識することはできません。また、ほとんどの患者さんの耳鳴りは、検査上、覚醒させてしまうほど大きな音ではありません。したがって、「耳鳴りで目が覚める」というのは、眠りが浅くなった時に耳鳴りが認識された、と考えてよさそうです。そこで、眠りが浅くなった時に耳鳴りの苦痛がないように対応する必要があります。ここに音響療法の価値があります。耳鳴検査によって、その方の耳鳴りの大きさがわかりますので、音響療法に必要な音量が推測できます。適切な音量の背景音（川のせせらぎや広帯域ノイズ）に包まれることで、中途覚醒時の耳鳴りの苦痛は通常解決できます。（p. 150：Q13-1、p. 152：Q13-2参照）

　筆者の病院では最近、一晩中の音響療法を提案することが増えています。それは、就寝時の苦痛よりも、中途覚醒時や起床時の耳鳴りによる苦痛の悪循環から抜け出せない方が多いからです。夜間の音響療法は、耳鳴りをまぎらわせることを目標にするのではなく、耳鳴りの苦痛を取ることを明確な目標にして、中途半端な音響療法のまま終わらせないことが肝要です。例えば、耳鳴りの苦痛が起床時に強い方では、その朝の耳鳴りの苦痛が取れる程度の音量に設定して、就寝時からその音に包まれることが必要です。

音に包まれることがポイント

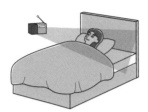

聞くというイメージでは
上手くいかないことがある

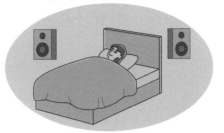

音響療法の音源がどこにあるか
わからないように包まれると，
聴覚中枢の感度は下がり耳鳴り
の苦痛が軽減する

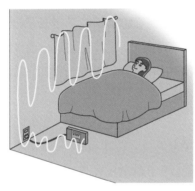

例えば，音源はベッドの
足下から壁に向け，部屋全体に
音が充満するようにしましょう

図 Q13-3 耳鳴りに対する夜間の音響療法

Q13-2 参考文献 2）の図を改変

参考文献

1）Henry JA, Schechter MA, Zaugg TL, et al：Clinical trial to compare tinnitus masking and tinnitus retraining therapy. Acta Otolaryngol 556：64-69, 2006.
2）柘植勇人，富田真紀子，加藤由記，他：耳鳴治療 TRT においてノイズに代用できる自然環境音の検討．Audiology Japan 54（3）：239-248，2011.
3）柘植勇人：実戦的耳鳴検査法／実戦的耳鼻咽喉科検査法．小林俊光（編），106-114，ENT 臨床フロンティア．中山書店，2012.

Q 耳鳴りで日常生活が送れません。どうしたらよいですか？

answer

ご安心ください。TRT の発想をベースにした音響療法（夜間の音響療法や昼間の補聴器など）が適切に行われれば、ほとんどの方は以前の日常生活を取り戻すことができています。治療を受けたけれども、耳鳴りの苦痛が解決できていない場合には、音響療法の手法が不十分な可能性が残っています。あきらめずに、耳鳴り治療を専門に行っている耳鼻咽喉科に相談してください。ただし、うつ傾向や心身症の要素が大きい方は心療内科や精神科との連携が必要です。

（推奨度 1A）

　慢性期となった耳鳴りの音を消し去ることはできません。まずは、治療の目的が「耳鳴りの苦痛の解消」であることをご理解ください。また、耳鳴りを直接改善する薬は今のところ存在しません。そのような状況ですが、治療にあたりながら TRT をベースに発展した耳鳴り治療は価値が高いと実感しています。

　耳鳴りの苦痛は精神的な悪循環をもたらし、時には「うつ状態」を招くことがあります。この悪循環には不眠が関わっていることが多いため、耳鳴りの治療と同時にまずは睡眠の改善を考慮します。良質な睡眠のため、時には睡眠薬等を併用します。また、高度のストレスや不眠、うつ傾向をきたした場合、心療内科や精神科との連携は必要ですが、薬剤だけで対応すると効果は上がりづらく、カウンセリングを柱にした精神的ケアを受けられると最善です。ただし、苦痛の根源が「耳鳴り」であれば、TRT の発想で行う音響療法（夜間の音響療法や昼間の補聴器など）は有効です。結局の所、さまざまな手法を組み合わせた集学的治療となります。

　以前の耳鼻咽喉科医は、耳鳴りの苦痛で病む患者さんに、音響療法の提案もなく安易に心療内科や精神科を勧めていましたので、我々も反省しています。実際、この流れでは多くの患者さんは救われませんでした。現在、耳鳴り治療に関わる耳鼻咽喉科専門医は、音響療法を提案しながら、心療内科や精神科受診の必要性を判断

していきます。

　耳鳴りは周囲が静かな時に気になるのは当然です。まずは、「耳鳴りの苦痛」に対して具体的な手立てが必要であり、音響療法の即時的効果を活用します。これが、痛みに対する鎮痛剤の役割を担います。また、難聴があれば、頭の中は静かな状況ですから耳鳴りがいつも気になりますので、補聴器を活用します。

　就寝前〜朝に耳鳴りの苦痛がある場合の対応は、Q13-2（p. 152）、Q13-3（p. 154）に述べました。難聴のある場合もない場合も、就寝時、中途覚醒時、起床時の苦痛がなくなるように音響療法を行います。耳鳴りをまぎらわすという発想ではなく、苦痛がなくなるまで音響療法の手法を見直していきます。特殊な聴力型を除いて実現可能ですが、これが簡単ではありません。聞き流すことが可能な持続的な音に「包まれる」ことが、脳のオートゲインコントロールに関わる「背景音」にな

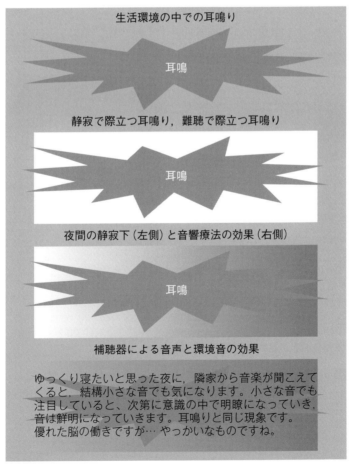

生活環境の中での耳鳴り

耳鳴

静寂で際立つ耳鳴り，難聴で際立つ耳鳴り

耳鳴

夜間の静寂下（左側）と音響療法の効果（右側）

耳鳴

補聴器による音声と環境音の効果

ゆっくり寝たいと思った夜に，隣家から音楽が聞こえてくると，結構小さな音でも気になります。小さな音でも注目していると，次第に意識の中で明瞭になっていき，音は鮮明になっていきます。耳鳴りと同じ現象です。優れた脳の働きですが… やっかいなものですね。

図 Q13-4 音響療法の価値　耳鳴りと音響療法の関係の視覚的イメージ

ります。足元に置いたスピーカーを壁に向けて部屋に充満させるようなことを行います。よくわからない場合には、川の傍に立つ温泉宿にて窓を開けて過ごすことで体験できることをお話しします。

耳鳴り治療にあたっては、正確な聴力検査と耳鳴検査が必要です。治療に大きく関わります。難聴の有無にわけて、治療を解説していきます。

難聴を伴っていない方は、夜間の苦痛が取り除かれると昼間の耳鳴りを受け入れられ苦痛と感じなくなることが少なくありません。精神的悪循環から抜け出したためです。ところが、心療内科や精神科の受診が必要な方も比較的多く見られます。難聴がないということは、耳鳴りの大きさはせいぜい 30 dB 程度であり、大きいものではありません。したがって、夜間はともかく、昼間は周囲の音でまぎれやすいはずです。ところが、大きな苦痛に至ったということは、聴覚路以外の問題、例えば大きな精神的ストレスやうつ病が関与している場合があるからです。

難聴のある方には、補聴器の出番です（p. 150：Q13-1 参照）。補聴器は聴き取りの改善だけでなく、耳鳴りにも奏功します。ただし、補聴器の調整が簡単ではないので、補聴器を購入したけれども楽になれず来院される方は後を絶ちません。耳鳴り治療を受けたけれども苦痛が改善していない方は、ぜひあきらめずに耳鳴り治療を専門とする耳鼻咽喉科を受診してください。

参考文献 ━━━━━━━━━━━━━━━━━━━━━━━━━━━━━━

1) 小川郁：聴覚異常感の病態とその中枢性制御．日耳鼻 116(4)：315-318，2013.
2) Jastreboff PJ, Jastreboff MM：Tinnitus retraining therapy：A different view on tinnitus. ORL 68：23-30, 2006.
3) 新田清一，大石直樹：耳鳴のすべて「耳鳴と心身医学」．MB ENTONI 186：62-68，2015.
4) 柘植勇人：耳鳴を伴う難聴者の補聴器フィッティング．日本聴覚医学会 第 39 回補聴研究会資料：1-5，2016.
5) 柘植勇人：耳鼻咽喉科処方マニュアル 7．難聴・めまい「耳鳴・聴覚過敏」．耳喉頭頸 88(5)増刊号：250-255，2016.
6) Weise C, Kleinstauber M, Andersson G：Internet-Delivered Cognitive-Behavior Therapy for Tinnitus：A Randomized Controlled Trial. Psychosomatic Medicine 78：501-510, 2016.
7) 柘植勇人：耳鳴と聴覚過敏／心因性疾患診療の最新スキル．MB ENTONI 213：41-47，2017.
8) 坂田俊文：治療の実際 耳鳴治療の実際．臨牀と研究 95：1173-1176，2018.

第14章

耳鳴りに似た
他の病気について

音が響いてしまいます。どうしたらよいですか？

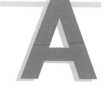

耳鳴りには合併しやすい症状です。
耳鳴りに準じた治療を行います。

　周囲の音が響く症状を「聴覚過敏」といい、人口の約2％が自覚していると考えられています[1]。また、聴覚過敏は耳鳴りがある人の40％に合併し[2]、聴覚過敏がある人の86％に耳鳴りを合併するという研究があり[3]、聴覚過敏と耳鳴りとは発生のしくみに共通点があると考えられています[4,5]。聴覚過敏は耳鳴りの有無にかかわらず、難聴を起こす耳の病気や高齢者の難聴、また補聴器をつけ始めたばかりの方にしばしば起こります。このほか、片頭痛やうつ、外傷後ストレス障害などでも発生するほか、生まれつき聴覚過敏が起きやすい方もおられます。ですから、聴覚過敏がある方は耳鼻科で原因を調べてもらうことをお勧めします。

　急性の病気で生じた聴覚過敏は、病気そのものの治療を行います。一方、慢性的な難聴が原因で生じた聴覚過敏については、耳鳴りに準じた治療を行います[6]。その場合の治療目標は、聴覚過敏の消失ではなく慣れることです。聴覚過敏の多くは耳鳴り同様、難聴のため音の大きさを判断する脳の働きが不調になることで起こります。ですから、積極的に音を聞く、あるいは補聴器で難聴を補うことが聴覚過敏を克服する早道になります。難聴や耳鳴りの治療で補聴器を使い始めて間もない患者さんの中には、聴覚過敏が辛くて補聴器をあきらめる方がおられます。しかし、聴覚過敏は、数ヵ月以上かけながら段階的に補聴器を調整することで克服できますので、医師の指導を受けながら粘り強く補聴器で音声を聞き続けましょう。聴覚過敏が辛い方は、周囲の音が響くたびに耳や脳の働きが悪化するというイメージを持たれます。しかし、実際には辛さを感じるだけで、耳や脳が悪化することはありませんので、積極的に補聴器を使って下さい。不快にならない程度に聴覚過敏を感じるくらいが適切なトレーニングになります。

　生まれつき聴覚過敏が起きやすい方については、精神的な負担を考慮し、耳栓や

イヤーマフ、雑音を抑止する機能を持ったイヤホンやヘッドホンを用いて周囲の音をさえぎってもかまいません。このような方は難聴がほとんどないので、音をさえぎっても周囲の音や人の声をある程度聞き取ることができます。しかし、難聴のために聴覚過敏が生じた方が音をさえぎると、必要な音まで聞き取れなくなりますし、聴覚過敏が悪化することもありますから[7]、さえぎらない方がよいこともあります。

　聴覚過敏は耳鳴り同様、精神的に強いストレスを与えることがあります。このような時は、耳鼻科だけでなく心療内科や精神科で相談することも大切です。

参考文献

1）Davis M. Baguley and Don J. McFerran. Disorders of loudness perception. Møller AR, Langguth B, DeRidder D, Kleinjung T Textbook of tinnitus. Springer, New York 2011：13-23.

2）Jastreboff, PJ and Jastreboff MM. Tinnitus retraining therapy（TRT）as a method for treatment of tinnitus and hyperacusis patients. J Am Acad Audiol 2000 11：162-177.

3）Anari M, Axelsson A, Eliasson A, et al. Hypersensitivity to sound Questionnaire data, audiometry and classification. Scand Audiol. 1999 28：219-230.

4）Erlandsson SI and Hallberg LR. Prediction of quality of life in patients with tinnitus. Br J Audiol. 2000 34：11-20.

5）Dirk De Ridder. A Heuristic Pathophysiological Model of Tinnitus. Møller AR, Langguth B, DeRidder D, Kleinjung T Textbook of tinnitus. Springer, New York 2011：171-197.

6）Jastreboff PJ and MM Jastreboff. Tinnitus retraining therapy：a different view on tinnitus. ORL J Oto-rhinolaryngol Relat Spec. 2006 68：23-9.

7）Formby C, Sherlock LP, Gold SL. Adaptive plasticity of loudness induced by chronic attenuation and enhancement of the acoustic background. J Acoust Soc Am. 2003 114：55-8.

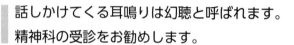
耳鳴りが話しかけてきます。
どうしたらよいですか？

answer

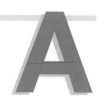

話しかけてくる耳鳴りは幻聴と呼ばれます。
精神科の受診をお勧めします。

　誰もいないのに人の声があなたに語りかけてくる場合は、耳鳴りでなく「幻聴」と呼ばれます。耳鳴りも幻聴も実体がなく、脳の中で勝手に発生する点では共通していますが、それぞれ治療が異なります。幻聴は、それを無視して通常どおりの生活ができればさほど問題ありません。しかし、幻聴が繰り返し自分を指図する、他人の思考を自分に入れる、自分の悪口をいうなど、無視できない状況になると、自分の考えや言葉をまとめることが苦手となり、日常生活が困難になる場合があります。また、意欲がなく無気力になり、家族や友人との関わりを避けてしまうようになることもあります。このような状況になったときは精神科の受診をお勧めします。幻聴は健康な人でも 0.7％程度で起こると考えられており[1]、その原因は、必ずしも精神病ではありませんが[2]、幻聴を起こす病気は一般的に精神科で診療しますので、診断や治療法などについては耳鼻咽喉科より精神科で説明を受けて下さい。

　どうして頭の中で話しかけられるような現象が起こるのかは解明されていませんが、ある学説によれば次のようなことが考えられるようです。人は誰でも言葉を発することなく、頭や心の中だけで自問自答することがあります。それは会話形式になっていても、自分が二役をしているという認識があります。人によってはもう一人の自分という表現を使います。ところが、その二役のうち一方、あるいは両方を他者が演じていると勘違いすることが原因ではないかというものです[3,4]。脳が勘違いをする理由は、単に脳の働き方が不調になったという説[5,6]や、脳の形が変化したという説[7]もあり、定まっていません。ただし治療法については、薬や認知行動療法などが効果的と考えられており、精神科が主な診療を行います。

参考文献 ━━━━━━━━━━━━━━━━━━━━━━━━━━━━━━━

1）Louise C Johns, Mary Cannon, Nicola Singleton, et al. Prevalence and correlates of self-reported psychotic symptoms in the British population. Br J Psychiatry. 2004 185：298-305.

2）Wallis S, Denno P, Ives J, et al. The phenomenology of auditory verbal hallucinations in emotionally unstable personality disorder and post-traumatic stress disorder. Ir J Psychol Med. 2020 6：1-11.

3）浅井智久，丹野義彦：声の中の自己と他者 ―幻聴の自己モニタリング仮説―．理学研究．2010 81（3）：247-261.

4）Johns LC, Rossell S, Frith C, et al. Verbal self-monitoring and auditory verbal hallucinations in patients with schizophrenia. Psychol Med. 2001 31(4)：705-15.

5）Dierks T, Linden DE, Jandl M, et al. Activation of Heschl's gyrus during auditory hallucinations. Neuron. 1999 22(3)：615-21.

6）Alderson-Day B, Diederen K, Fernyhough C, et al. Auditory Hallucinations and the Brain's Resting-State Networks：Findings and Methodological Observations. Schizophr Bull. 2016 42(5)：1110-23.

7）Kasai K, Shenton ME, Salisbury DF, et al. Progressive decrease of left Heschl gyrus and planum temporale gray matter volume in first-episode schizophrenia：a longitudinal magnetic resonance imaging study. Arch Gen Psychiatry. 2003 60(8)：766-75.

日本語版 Tinnitus Handicap Inventory（THI）新版

		よくある	たまにある	ない
1	耳鳴のせいで集中するのが難しい。	4	2	0
2	耳鳴のせいで人の話が聞き取りにくい。	4	2	0
3	耳鳴のせいで怒りを感じる。	4	2	0
4	耳鳴のために混乱してしまう。	4	2	0
5	耳鳴のために絶望的な気持ちになる。	4	2	0
6	耳鳴について多くの不満を訴えてしまう。	4	2	0
7	耳鳴が夜間の入眠の妨げになる。	4	2	0
8	耳鳴から逃げられないかのように感じる。	4	2	0
9	耳鳴のせいで社会的活動（例えば、外食をする、映画を観るなど）を楽しめない。	4	2	0
10	耳鳴のせいで不満を感じる。	4	2	0
11	耳鳴で自分がひどい病気であるように感じる。	4	2	0
12	耳鳴のせいで人生を楽しむことができない。	4	2	0
13	耳鳴が仕事や家事の妨げになる。	4	2	0
14	耳鳴のせいで怒りっぽくなることが多い。	4	2	0
15	耳鳴が読書の妨げになる。	4	2	0
16	耳鳴のために気が動転する。	4	2	0
17	耳鳴の問題が家族や友人との関係にストレスを及ぼしていると感じる。	4	2	0
18	耳鳴から意識をそらして、耳鳴以外のことに意識を向けることは難しい。	4	2	0
19	耳鳴はどうすることもできないと感じる。	4	2	0
20	耳鳴のせいで疲労を感じることが多い。	4	2	0
21	耳鳴のせいで落ち込む。	4	2	0
22	耳鳴のせいで不安になる。	4	2	0
23	もうこれ以上耳鳴に対処できないと感じる。	4	2	0
24	ストレスがあると耳鳴もひどくなる。	4	2	0
25	耳鳴のせいで自信が持てない。	4	2	0

大政遥香，神崎晶，高橋真理子，佐藤宏昭，和田哲郎，川瀬哲明，内藤泰，村上信五，原晃，小川郁：Tinnitus handicap inventory 耳鳴苦痛度質問票改訂版の信頼性と妥当性に関する検討．Audiology Japan. 2019；62：607-614. より引用

索　引

執筆者一覧

●執筆者（五十音順）

加藤　匠子	大阪市立大学医学部附属病院
川瀬　哲明	東北大学病院
神崎　　晶	慶應義塾大学病院
菅野　智子	岩手医科大学附属病院
清水　謙祐	医療法人建悠会吉田病院
桑島　　秀	岩手医科大学附属病院
坂田　俊文	福岡大学病院
佐藤　宏昭	岩手医科大学附属病院
高橋真理子	愛知学院大学歯学部附属病院
柘植　勇人	名古屋第一赤十字病院
内藤　　泰	神戸市立医療センター中央市民病院
藤原　敬三	神戸市立医療センター中央市民病院
細谷　　誠	慶應義塾大学病院
村上　信五	名古屋市立大学医学部附属 東部医療センター
山崎　博司	神戸市立医療センター中央市民病院
和田　哲郎	筑波大学附属病院

●執筆協力者（協力項目）

川嵜　弘詔	福岡大学病院 (Q12-2, Q12-3, Q14-1, Q14-2)

患者さん向け耳鳴診療 Q&A

2021 年 5 月 10 日　第 1 版第 1 刷発行

編　者　一般社団法人　日本聴覚医学会

発行者　福村　直樹
発行所　金原出版株式会社

　　　　〒 113-0034　東京都文京区湯島 2-31-14
　　　　電話　編集(03) 3811-7162
　　　　　　　営業(03) 3811-7184
　　　　FAX　　(03) 3813-0288　　　　　ⒸⒸ日本聴覚医学会，2021
　　　　振替口座　00120-4-151494　　　　　　検印省略
　　　　http://www.kanehara-shuppan.co.jp/　　*Printed in Japan*

ISBN 978-4-307-37129-2　　　　　　　　印刷・製本／真興社